Faeze Shafie Bafti
Jalal Nourmohammadi
Erfan Naseri

Uma visão geral da enfermagem geriátrica

AF536280

Faeze Shafie Bafti
Jalal Nourmohammadi
Erfan Naseri

Uma visão geral da enfermagem geriátrica

(Abordagem clínica e de cuidados abrangente)

ScienciaScripts

Imprint

Any brand names and product names mentioned in this book are subject to trademark, brand or patent protection and are trademarks or registered trademarks of their respective holders. The use of brand names, product names, common names, trade names, product descriptions etc. even without a particular marking in this work is in no way to be construed to mean that such names may be regarded as unrestricted in respect of trademark and brand protection legislation and could thus be used by anyone.

Cover image: www.ingimage.com

This book is a translation from the original published under ISBN 978-620-6-79600-8.

Publisher:
Sciencia Scripts
is a trademark of
Dodo Books Indian Ocean Ltd. and OmniScriptum S.R.L publishing group

120 High Road, East Finchley, London, N2 9ED, United Kingdom
Str. Armeneasca 28/1, office 1, Chisinau MD-2012, Republic of Moldova, Europe
Printed at: see last page
ISBN: 978-620-7-62994-7

Copyright © Faeze Shafie Bafti, Jalal Nourmohammadi, Erfan Naseri
Copyright © 2024 Dodo Books Indian Ocean Ltd. and OmniScriptum S.R.L publishing group

Conteúdo

Faeze Shafie Bafti

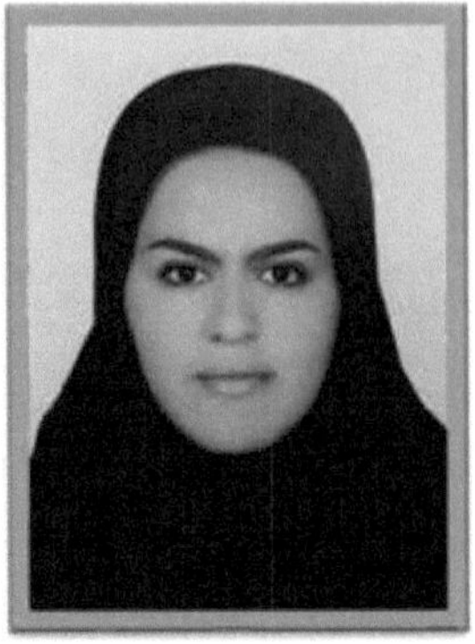

Mestrado em Enfermagem Médico-Cirúrgica, Departamento Médico-Cirúrgico, Universidade de Ciências Médicas do Irão, Irão

Jalal Nourmohammadi

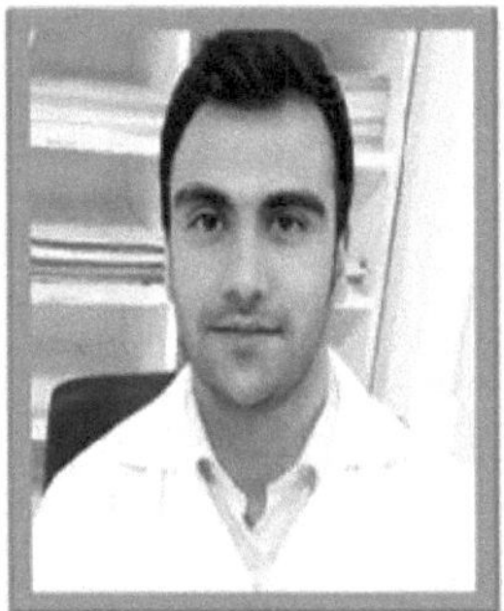

Mestrado em Enfermagem, Departamento de Pediatria, Universidade de Ciências Médicas de Mashhad, Irão Erfan Naseri

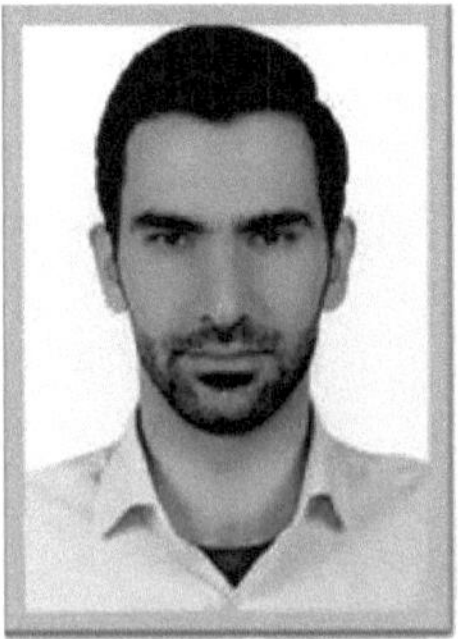

Estudante de Mestrado em Enfermagem, Departamento de Saúde Comunitária, Comité de Investigação de Estudantes, Faculdade de Enfermagem e Obstetrícia, Universidade de Ciências Médicas de Mashhad, Irão

Dedicado aos Anjos Misericordiosos que:

O senhor dos mundos, que começou a guiar os seus servos com o ensinamento da pena.

Os meus pais, cuja presença é para mim uma coroa de honra e cujo nome é a razão da minha existência, porque estas duas existências, depois do Senhor, foram a fonte da minha existência, pegaram na minha mão e ensinaram-me a caminhar neste vale cheio de altos e baixos.

Capítulo I

O que é a velhice?

Introdução

O fenómeno do envelhecimento é um processo natural que começa durante a vida do feto e continua até à morte. O que é a velhice? E quem é o idoso?

Estas perguntas têm muitas respostas diferentes, para mencionar apenas algumas. De um ponto de vista biológico, o envelhecimento é uma etapa natural e pré-final do processo de nascimento até à morte e, de um ponto de vista social, é um período da vida em que uma pessoa não consegue continuar a viver de forma autónoma e precisa de outros.

Existem medidas legais para os idosos, como a reforma. Do ponto de vista físico, é uma tendência natural para o declínio da função de alguns tecidos.

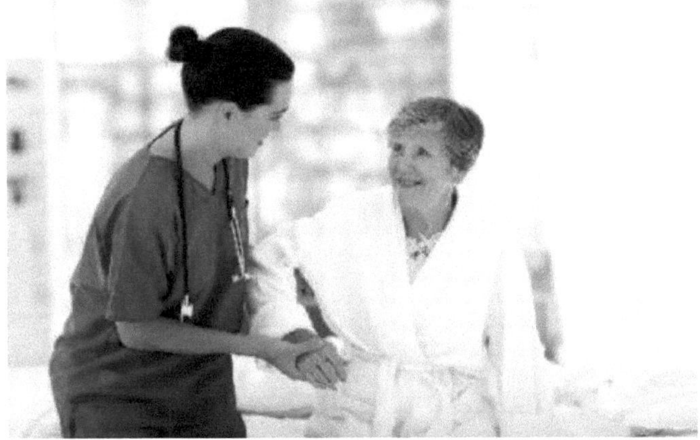

Figura 1. Enfermeira a ajudar uma mulher idosa a andar

A idade psicológica também pode ser considerada. A Organização Mundial de Saúde classifica a idade média da seguinte forma:

- 45-59 anos: Meia-idade
- 60-74 anos: Jovens idosos
- 75-90 anos: Idosos
- 90 e mais: Muito idoso

Nas nossas culturas, os grupos etários acima referidos dividem-se em pessoas de meia-idade, idosas, idosas e idosas.

Factos sobre os idosos no Irão

Em abril de 1999, foi realizado um estudo intitulado "Inquérito sobre o estado de saúde dos idosos no país" pelo Gabinete de Saúde Familiar do Ministério da Saúde e da Educação Médica, que é o seguinte

O envelhecimento é um processo biológico que afecta todos os seres vivos, incluindo os seres humanos. As doenças e incapacidades dos idosos podem ser prevenidas e adiadas através da utilização do método de cuidados aos idosos, a fim de desfrutar de uma vida longa com saúde e bem-estar, que sempre foi o objetivo e o desejo dos seres humanos.

De acordo com o recenseamento de 1996, 6,7% da população do país é constituída por idosos com 60 anos ou mais, e a esperança de vida à nascença no nosso país é de 69,3 anos para as mulheres e de 67 anos para os homens. No futuro, o fenómeno do envelhecimento estará mais próximo.

O estatuto socioeconómico e cultural da idade média na sociedade foi estudado e o estatuto dos homens e das mulheres idosos foi estimado como sendo quase o mesmo. A taxa de analfabetismo dos idosos do sexo masculino era geralmente muito elevada e esta taxa é mais elevada nas zonas rurais do que nas cidades.

É significativamente mais elevada nas mulheres idosas, especialmente nas mulheres rurais, do que nos homens idosos. A taxa de emprego dos homens idosos era muito mais elevada do que a das mulheres idosas. Este fator conduz sempre à independência e à sobrevivência das mulheres na velhice com um baixo nível de literacia.

A percentagem de empenhamento dos homens idosos é mais do dobro da percentagem de empenhamento das mulheres idosas, que é quase igual nas zonas urbanas e rurais. Os homens idosos têm múltiplas fontes e meios de subsistência que resultam dos seus empregos de reforma e de apoio aos filhos, e apenas entre 1 e 2,5% têm uma única fonte de subsistência. No entanto, esta situação é diferente nas mulheres idosas e a pontuação mais elevada está relacionada com o apoio financeiro aos filhos, que é duas vezes superior à dos homens idosos.

66% dos homens idosos, urbanos ou rurais, vivem com os seus cônjuges e filhos. Enquanto apenas 24% das mulheres idosas vivem com os seus maridos e filhos. Mais de 20% dos idosos não têm capacidade para fazer as suas tarefas pessoais, incluindo comer, ir à casa de banho, tomar banho, fazer os trabalhos de casa, comprar alimentos e medicamentos, fazer as tarefas domésticas e mudar de roupa.

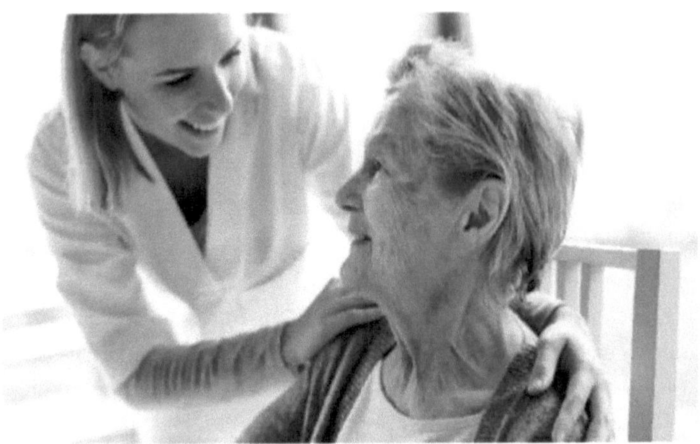

Figura 2. Enfermeiro geriátrico em destaque

Em termos de condições de vida, a grande maioria das pessoas idosas dispõe do equipamento necessário para viver, incluindo água corrente, eletricidade, casas de banho, aparelhos de aquecimento, frigoríficos, etc., e estas condições são menos, com uma ligeira diferença de proporções em
zonas rurais.

Os homens e as mulheres idosos urbanos e rurais beneficiam do apoio e da assistência necessários dos seus cônjuges, filhos, etc. Mais 70% desta assistência é prestada pelos homens aos seus cônjuges e pelas mulheres aos seus filhos.

As necessidades dos homens e das mulheres da comunidade são, em primeiro lugar, a saúde, em segundo lugar o rendimento e, em seguida, o transporte, que é uma das necessidades mais importantes das mulheres. Nas zonas rurais, a saúde é mais elevada nas mulheres do que nos homens.

Estado de saúde e doença

A hipertensão arterial nas mulheres idosas, tanto urbanas como rurais, é geralmente duas vezes superior à dos homens, e a média de idade ao diagnóstico foi maior nas mulheres do que nos homens, variando de 62 a 67 anos nas mulheres urbanas e rurais e de 60 a 61 anos nas mulheres. Homens urbanos e rurais.

Em termos de doença, a situação dos homens e mulheres idosos nas zonas urbanas e rurais é quase semelhante, mas a prevalência desta doença é mais elevada nas zonas rurais.

Em termos de deficiências visuais, as mulheres idosas têm muito mais visão turva em ambos os olhos do que os homens e, em geral, a visão turva é mais elevada na província do que na cidade. Em termos de audição, quase todos os idosos se queixam de algum tipo de sensação de peso no ouvido, mas apenas cerca de 25% deles usam aparelhos auditivos, e o uso de aparelhos auditivos entre os idosos urbanos é maior do que entre as mulheres rurais. No que respeita ao estado da micção, este problema é mais notório nos idosos. Temos micção recorrente e temos cerca de 30% deste problema. Em termos de estado de movimento, mais de 50% dos idosos têm distúrbios de movimento.

Em termos de situação dentária, observa-se que cerca de 18% dos idosos urbanos, homens e mulheres, e 13,8% dos idosos rurais têm próteses dentárias e apenas 5,2% das mulheres e 6% dos homens idosos têm dentes naturais e, em geral, entre 7 e 10% dos idosos são desdentados.

De um modo geral, devido aos valores e à herança cultural e às crenças religiosas existentes no nosso país, os idosos têm um elevado apoio emocional e familiar, sendo que as famílias nucleares e os problemas que existem noutras sociedades, nomeadamente no campo do apoio financeiro, emocional e económico, felizmente no nosso país são raros e as famílias cuidam elas próprias dos idosos.

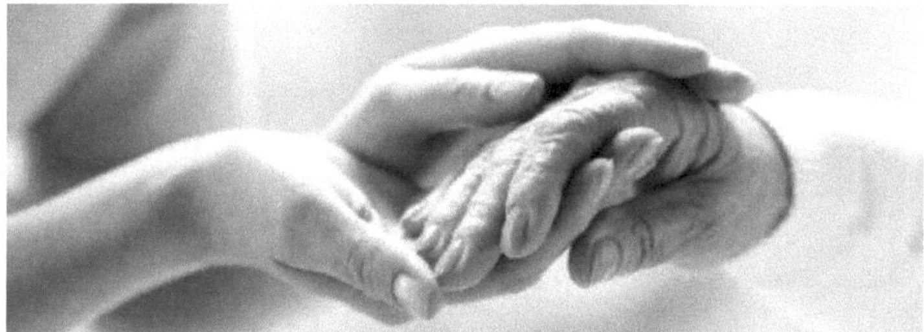

Figura 3. Centro de excelência em enfermagem geriátrica

No entanto, na sociedade atual, existe uma grande pressão sobre a família e o apoio familiar está, infelizmente, a diminuir. No Irão, segundo a Organização para o Bem-Estar Social, mais de 10.000 idosos vivem atualmente em centros de apoio e reabilitação para adultos em todo o país.

No Irão, ainda não existe uma estrutura de tratamento especial para o tratamento ambulatório e hospitalar e para a reabilitação, e a ciência da geriatria e da geriatria é uma das áreas de ensino aprovadas no nosso país. Por conseguinte, tendo em conta a rápida alteração da estrutura etária do nosso país e o aumento do número de idosos no futuro, o governo deve considerar fortemente a política de proteção dos idosos e, nas suas estratégias, preservar seriamente os valores tradicionais, reforçar os laços familiares e o amor e a união entre os membros da família. Dar ênfase às opiniões para atingir este objetivo de um ponto de vista científico.

Envelhecer com saúde o processo de envelhecimento pode ser dividido em três grupos:

- **Envelhecimento com saúde:** ausência ou presença ligeira de disfunção fisiológica sem doença.

❖ **Envelhecimento natural:** Perturbações fisiológicas e funcionais normais associadas ao envelhecimento sem qualquer doença específica

❖ **Envelhecimento com doença:** que é a existência de uma doença crónica e progressiva com perda de capacidade e de independência.

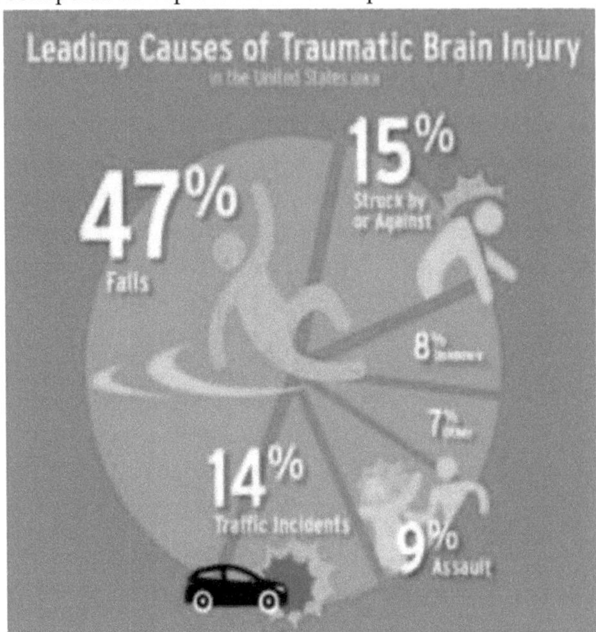

Figura 4. Quedas e traumatismo crânio-encefálico

É certo que o objetivo da medicina geriátrica e da medicina preventiva nos idosos é atingir o número inumerável do primeiro grupo. De acordo com um estudo de 1987, o envelhecimento bem sucedido ou saudável representa 12 a 32% da população idosa.

Esta abordagem examina as dimensões física e psicossocial da qualidade de vida e da felicidade de uma pessoa. É preferível aumentar as actividades neste domínio para promover a saúde dos idosos e atingir este objetivo.

Traumatismo craniano em pessoas idosas:

Traumatismo craniano qualquer lesão ou disfunção anatómica causada por uma força externa no couro cabeludo, nos ossos do crânio, nas membranas meníngeas, no cérebro ou nos nervos cranianos, isoladamente ou em combinação Criado, referido.

As necessidades dos prestadores de cuidados a pessoas com traumatismo craniano (definição científica): As necessidades dos prestadores de cuidados são todas as necessidades sentidas exclusivamente pelos membros da família do doente que sobreviveu a um traumatismo craniano. Estas necessidades podem incluir necessidades relacionadas com informação sobre saúde, apoio emocional, apoio instrumental, apoio profissional, rede de apoio social e envolvimento nos cuidados.

O nível de satisfação das necessidades dos prestadores de cuidados a pessoas com traumatismos cranianos (definição prática)

De acordo com o questionário de necessidades da família para determinar o nível de satisfação das necessidades dos cuidadores de pessoas com traumatismo craniano neste estudo, a partir da segunda parte do instrumento em que se mede o alcance da satisfação das necessidades com as opções "satisfeitas", "relativamente satisfeitas" e "não satisfeitas", utilizou-se. Para cada domínio, as perguntas relacionadas com esse domínio foram somadas e, em seguida, o ponto de corte para cada domínio foi considerado o ponto médio das pontuações. Uma pontuação inferior a 5 indica que a necessidade não está a ser satisfeita e uma pontuação inferior a 5 indica que a necessidade está a ser satisfeita.

Para o âmbito do apoio instrumental, apoio profissional e rede de apoio Social com 6 questões foi considerado o ponto de corte de 3 e pontuações inferiores a 3 indicam que a necessidade não está satisfeita e pontuações superiores a 3 indicam que a necessidade está satisfeita. Para o domínio do envolvimento nos cuidados, com 4 questões, foi considerado um ponto de corte de 2, sendo que pontuações inferiores a 2 indicam que a necessidade não foi satisfeita e pontuações superiores a 2 indicam que a necessidade foi satisfeita. Para todos os domínios, com 40 perguntas, foi considerado um ponto de corte de 20, sendo que pontuações inferiores a 20 indicam que a necessidade não foi satisfeita e pontuações superiores a 20 indicam que a necessidade foi satisfeita.

Num estudo anterior, Gann et al. realizaram um estudo em 2010 na Virgínia intitulado "Desenvolvimento inicial e avaliação de um sistema de intervenção baseado na família para adolescentes com lesões cerebrais e suas famílias". A diferença é que os pacientes deste estudo são adolescentes, ao contrário do estudo anterior, que era adulto. A sua investigação foi um estudo exploratório descritivo que consistiu em três fases gerais.

Lesão cerebral adquirida

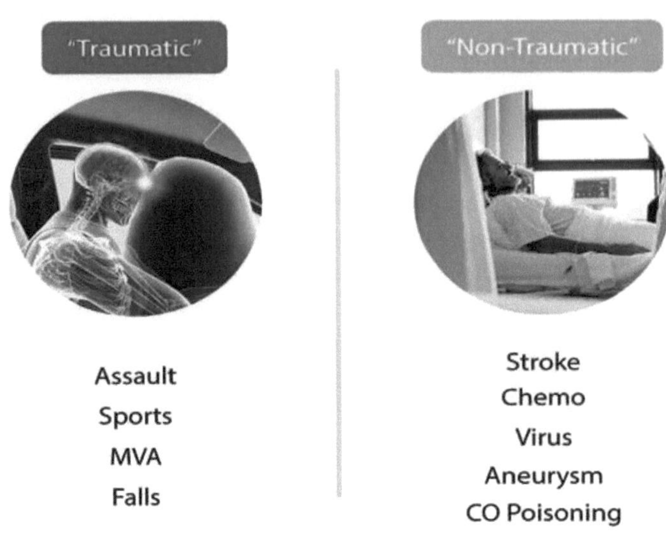

Desportos de agressão MVA Quedas

Acidente vascular cerebral Quimioterapia Vírus Aneurisma Envenenamento por CO

Figura 5. Lesão Cerebral Traumática Efeitos a longo prazo, sintomas e tratamento

Na primeira fase, foi constituído um grupo de peritos para determinar os tópicos mais adequados para iniciar e promover uma intervenção baseada na família, previamente concebida para adultos com traumatismo craniano. O painel era constituído por 11 elementos, incluindo um jovem sobrevivente, 5 pais de um adolescente ou jovem adulto com traumatismo craniano e 5 especialistas que trabalham com adolescentes com traumatismo craniano e suas famílias. Antes da reunião com as famílias dos adolescentes, os textos dos estudos realizados a este respeito desde 2005 foram revistos por uma equipa de peritos.

Clinical Decision Support Intervention and Time to Imaging in Older Patients with Traumatic Brain Injury

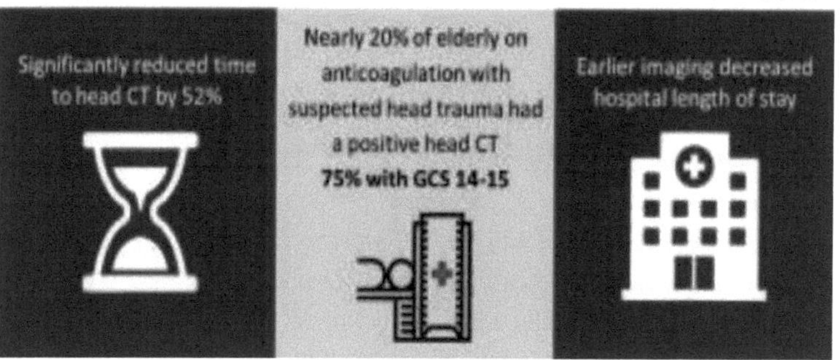

Figura 6. Intervenção de Apoio à Decisão Clínica e Tempo para Obtenção de Imagens em Idosos

Doentes

A segunda fase incluiu a implementação de um programa de cuidados de base familiar para estes adolescentes. Os participantes neste estudo foram 8 adolescentes com idades compreendidas entre os 13 e os 19 anos com lesões na cabeça e as suas famílias. Os traumatismos cranianos podem dever-se a uma lesão, como uma queda, ou a um problema médico ou processo de doença que cause danos no cérebro, como um aneurisma.

Não foram incluídas no estudo as famílias com adolescentes expostos a danos a si próprios ou a outros, a loucura ou a abuso de substâncias. Os implementadores do programa para as famílias foram 2 assistentes sociais e um conselheiro de reabilitação que primeiro participaram em 3 sessões de formação de 4 horas para aprenderem sobre a realização do programa BIFI-A e a sua implementação. Os organizadores do programa realizaram este programa com os participantes em 6 sessões e, na sétima e última sessão, foram avaliados 3 itens, que incluíam: determinar a força dos indivíduos e das famílias, receber mais recursos para ajudar os adolescentes a regressar à escola e os membros da família conseguirem trabalhar em conjunto. Foi avaliado. Avaliar o feedback dos questionários relacionados

A BIFI-A foi preenchida pelos implementadores do programa e por cada membro da família participante no final de cada sessão da BIFI-A. Após a intervenção, os membros da família participaram numa entrevista semi-estruturada em casa com o coordenador da investigação para dar feedback à família sobre o conteúdo e o contexto deste programa de cuidados educativos. O coordenador da investigação também conduziu uma entrevista individual de 45-60 minutos com cada um dos implementadores do programa para obter a sua compreensão do processo BIFI-A. Oito adolescentes sofreram traumatismos cranianos, 5 rapazes e 3 raparigas. Dois deles sofreram lesões devido a acidentes com peões, dois caíram, um andou de skate, um aneurisma, um AVC e uma encefalite. Os membros da família participantes incluíram: 7 mães, 2 pais, 4 irmãos e um outro familiar.

6 famílias preferiram ter reuniões em casa e 2 famílias no centro de reabilitação. Na terceira fase, todos os membros do grupo de peritos e os executores do programa foram convidados a participar na avaliação final da validade do conteúdo do programa. A eficácia do instrumento de análise do questionário foi concebida com respostas na escala de Likert. Depois de analisar a concordância entre as respostas da equipa de cuidados (incluindo famílias e peritos) e a equipa de peritos, determinou-se que a taxa de concordância para as duas categorias de concordo e concordo totalmente entre os dois grupos se situava entre 92 e 100%. Foi concluído e implementado um programa de 7 sessões centrado no treino e desenvolvimento de competências e no apoio emocional. Os resultados da avaliação da utilização clínica dos participantes e dos implementadores do programa mostraram uma média de 81-89% de concordância positiva quanto à sua eficácia, importância e satisfação na implementação deste programa.

90% dos adolescentes e das suas famílias e os implementadores do programa sugeriram que a participação neste programa deveria ser recomendada a outras famílias com adolescentes com lesões na cabeça e que o treino deste programa deveria ser efectuado durante 12 sessões em vez de 7 sessões. Os investigadores sugeriram que fosse feita mais investigação com uma amostra maior para determinar os benefícios da versão de 12 sessões do BIFI-A. Tendo em conta que um dos principais objectivos deste estudo é determinar as necessidades dos prestadores de cuidados a doentes vítimas de traumatismo, é relatado o estudo de Ratandi et al.

Ratandi et al. (2007) efectuaram um estudo qualitativo intitulado "Assessing the Qualitative Needs of People with TBI and Their Families" em Pittsburgh. O seu objetivo final era proporcionar uma melhor base para o desenvolvimento de ferramentas de avaliação de necessidades para melhorar a prestação de serviços. Os participantes no estudo incluíram 80 pessoas com TCE dos arredores de Pittsburgh internadas num hospital de reabilitação e 85 familiares que cuidavam delas. Não houve restrições de idade, sexo, raça ou língua para as amostras. O estudo foi aprovado pelo Conselho de Administração do Instituto da Universidade de Pittsburgh. Foi realizada uma entrevista semi-estruturada numa vasta área geográfica. A estrutura da entrevista foi baseada na técnica de análise de conteúdo. O conteúdo das entrevistas foi analisado em três etapas, que incluíram: simplificação da informação, organização das necessidades em temas principais, revisão dos resultados dos temas e das necessidades. Foram obtidos 18 temas principais, tais como a compreensão da lesão, o tratamento e as suas consequências, a saúde mental e emocional dos doentes, o apoio dos profissionais de saúde, etc., durante 4 fases identificadas da doença, incluindo: fase aguda, fase de reabilitação, regresso a casa e regresso à vida social.

De acordo com os resultados, os familiares afirmaram que precisam de ter uma melhor compreensão das alterações comportamentais e emocionais do TCE para poderem gerir melhor a pessoa afetada. A inadequada preparação e apoio das pessoas com TCE para lidar com as consequências comportamentais e de personalidade antes da alta hospitalar foi muito evidente e é uma queixa comum que tem sido abordada noutros estudos. Efeitos a longo prazo O TCE enfatiza a necessidade de modelos de apoio a longo prazo baseados na unidade da comunidade, no apoio familiar e no apoio ambiental e psicossocial. Este estudo tem várias limitações e a amostra foi retirada apenas de uma região do país. As amostras foram seleccionadas através de um método de amostragem simples. Se os participantes não se lembrarem da necessidade de realizar a entrevista ao longo do tempo, então o resultado não é mencionado, e a entrevista telefónica também pode ser afetada por uma série de factores.

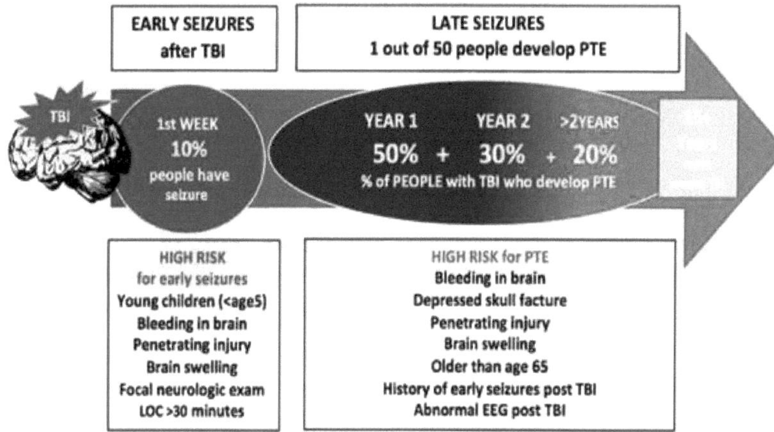

Figura 7. Traumatismo crânio-encefálico, convulsões e epilepsia

Capítulo II

Familiaridade com a velhice

Os idosos pensam sempre nos perigos de que não dispõem para os afastar, mesmo que não se sintam particularmente ameaçados. A consciência de que estão indefesos contra os perigos enche o seu ser de preocupação e ansiedade. A paz de que gozam parece-lhes instável e, como não controlam essa paz, vêem o futuro cheio de possibilidades assustadoras.

A tragédia que se abateu sobre eles é que passaram subitamente de uma base humana adulta e responsável para um arquivo de um objeto dependente. Esta dependência coloca o idoso à mercê dos outros, e ele tem consciência disso. Mesmo que, nalguns casos, essa dependência não seja evidente.

Os idosos estão sempre alerta e atentos porque não confiam nos outros, mesmo quando a sua segurança está garantida. Esta desconfiança é a expressão virtual do estado de dependência em que vive. Teme que aqueles que o ajudam a continuar a sua vida possam cortar ou reduzir a sua ajuda. Teme que a ajuda que recebe se baseie nas regras morais contratuais da sociedade, que não têm respeito nem interesse pessoal por ele.

Os idosos casados não são menos ansiosos do que os outros, pelo contrário, são mais ansiosos. A ansiedade e a angústia estão relacionadas com a ansiedade e a angústia do outro, reforçando-se mutuamente e aumentando o peso da dor, tanto para o próprio como para o outro.

As pessoas mais velhas tentam defender-se da instabilidade objetiva da sua situação e da ansiedade interior. Por conseguinte, muitas das suas atitudes devem ser interpretadas como medidas de defesa. Uma caraterística comum a quase todos os idosos.

Isto significa que se refugiam no hábito. As pessoas mais velhas olham para as coisas novas com uma espécie de desconforto. A sua eleição aterroriza-o. O complexo da sua humilhação aparece no seu ceticismo. Para ele, é muito mais fácil confiar nas ordens anteriores. O hábito evita que ele se esforce demasiado para se adaptar.

O homem pode refugiar-se atrás do hábito e gozar da mínima segurança, e sempre que um estranho viola uma dessas regras e regulamentos, fica tão nervoso que parece estar doente. Estes hábitos estabelecidos são dispositivos de defesa, mas são mais ou menos agressivos.

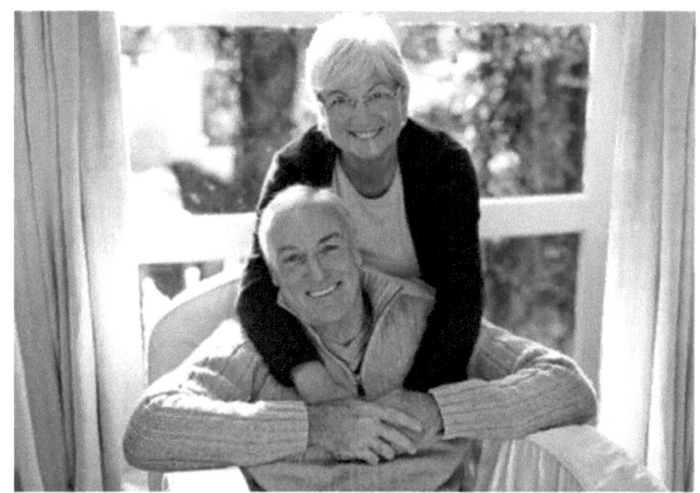

Figura 8. Casal de idosos felizes e amorosos

A única forma de uma pessoa idosa com deficiência impor a sua vontade é obrigar os outros a respeitarem esses hábitos. O recurso aos hábitos faz com que o idoso insista em manter hábitos estranhos e completamente desprovidos de sentido e de conceito.

As relações entre as pessoas idosas são ambíguas. Gostam de estar uns com os outros ao ponto de partilharem memórias e mentalidades semelhantes.

A atitude mais comum entre os idosos, especialmente entre os homens, é a sua indiferença. As mulheres mais velhas têm mais interesses comuns e, por conseguinte, mais questões para cumplicidade ou discussão. O equilíbrio emocional dos idosos depende sobretudo da sua relação com os filhos. Esta relação é sentida mais profundamente quando os filhos são solteiros. O sentimento mais caloroso e feliz que os idosos sentem vem da relação que têm com os seus netos. As relações com os filhos e os netos são geralmente mais importantes na vida das mulheres do que na dos homens. O envelhecimento faz com que as mulheres desçam de um patamar mais baixo. Apesar da idade avançada, há muitas coisas que as mulheres podem fazer. Elas não ficam agridoces e não têm grandes expectativas e são menos propensas a libertar-se das obrigações. As mulheres estão sempre prontas para servir à medida que envelhecem, seja bom ou mau. Em geral, a pessoa idosa, mesmo que ame os seus familiares e amigos, afasta-se deles até certo ponto. O seu egoísmo e o seu autocontrolo satisfazem-se mais facilmente com a indiferença que o domina progressivamente e que ele reforça deliberadamente.

Esta situação é simultaneamente um estado de defesa e uma forma de vingança, uma vez que não é tratado como merece e só pode contar consigo próprio, dedica toda a sua energia e pensamento à sua própria existência.

Por vezes, este afastamento do mundo traz paz. A auto-imolação não é normalmente suficiente para proteger uma pessoa idosa do mundo exterior. A ameaça continua e a ansiedade e o encorajamento não desaparecem. O envelhecimento surpreende-o. O seu aparecimento súbito evoca nele um vago sentimento de injustiça. Um sentimento que se manifesta em inúmeros exemplos de resistência, oposição e rejeição. O idoso considera-se vítima do destino da sociedade e dos que o rodeiam. Foi tratado injustamente e essa injustiça continua. O seu ódio e a sua repugnância podem ser despertados e a raiva pode levá-lo à beira da loucura. É verdade que, nalguns casos, pode não haver o menor motivo ou causa de cólera, mas o idoso está sempre num estado de azedume e de amargura, e também constantemente num estado de extrema sensibilidade. Há casos em que alguns comportamentos desadaptativos dos idosos são isentos de qualquer intenção.

Estes comportamentos devem ser considerados como resultado da sua fraqueza e degradação física. A coscuvilhice e a repetição constante, características da velhice, são alguns desses comportamentos.

Alterações naturais nos idosos

Como já foi referido, o envelhecimento é um processo natural da vida que começa no início da vida. Com a idade, ocorrem gradualmente alterações físicas e mentais nos seres humanos. Estas alterações são muito graduais e individuais.

Alterações físicas

- **Pele:** A textura da pele dos idosos sofre muitas alterações, o que significa que a pele não tem a suavidade anterior, é enrugada e incolor, e o cabelo nalgumas partes (como a cabeça) é branco e solto.
- **Coração e circulação sanguínea:** Estas alterações são de tal ordem que o sangue não chega a todos os pontos do corpo e os capilares de alguns órgãos recebem pouco sangue. Isto deve-se a uma diminuição da função cardiovascular, que provoca uma descida da pressão arterial. Além disso, o débito cardíaco diminui, as artérias endurecem e a gordura acumula-se nas paredes das artérias.

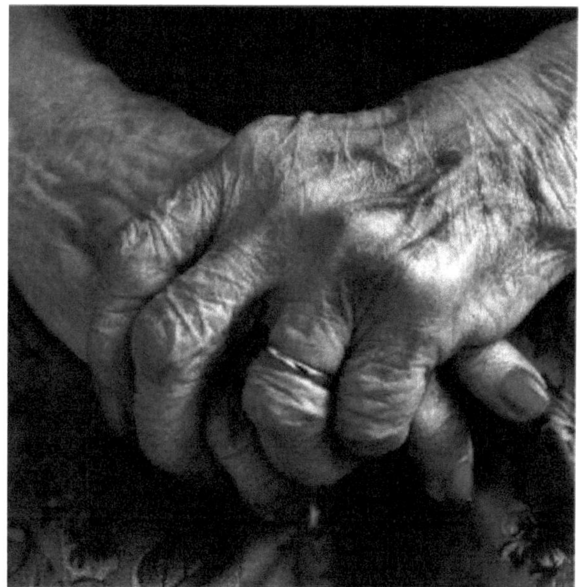

Figura 9. População envelhecida mais exposta a ameaças ambientais

❖ **Trato gastrointestinal:** **O** trato gastrointestinal dos idosos, após várias décadas de atividade, já não tem a capacidade de digerir certos alimentos (como os alimentos ricos em gordura e duros). A possibilidade de desnutrição durante este período é elevada. Por conseguinte, é necessário desenvolver um plano de dieta que inclua todas as necessidades do organismo.

❖ **Sistema nervoso:** Após cerca de 25 anos, o número de células nervosas no cérebro diminui todos os dias e, com a idade, o número de mortes destas células aumenta. O cérebro de uma pessoa idosa perdeu tantas células nervosas durante este período que já não consegue desempenhar as suas funções anteriores com a mesma velocidade e qualidade (abrandamento da condução nervosa, atraso na resposta perceptiva e comportamental, sono curto, perda de equilíbrio). Mas isto não significa que todas as pessoas idosas venham a ter perturbações mentais graves (como a doença de Alzheimer).

❖ **Sistema esquelético:** Com a idade, a composição corporal altera-se. Uma das alterações mais evidentes é a diminuição da massa muscular. A diminuição da massa muscular conduz frequentemente a uma diminuição da força física e da mobilidade, a desequilíbrios e mesmo a quedas. As alterações da massa muscular nos idosos são uma das causas mais importantes da redução das necessidades energéticas. Se o idoso estiver bem nutrido e for fisicamente ativo com regularidade, a taxa de perda de massa muscular será muito menor.

❖ **Função sexual:** Em questões relacionadas com a função sexual, embora enfrentemos a menopausa nas mulheres a partir dos 51 anos de idade, a atividade das gónadas continua nos homens durante este período. Os homens mantêm a sua fertilidade, por outro lado, existe a possibilidade de um aumento do desejo sexual nas mulheres devido ao desaparecimento do medo da gravidez.

O percurso das alterações físicas no processo de envelhecimento

Nos anos quarenta

- Linhas do sorriso (sulcos criados por um sorriso no rosto de uma pessoa).
- Cabelos brancos e finos.
- Diminuição da flexibilidade das articulações.
- Erros de refração do olho, pelo que, por vezes, temos de os manter à distância para ver os objectos com clareza.

Nos anos cinquenta

- A pele pode ficar seca e a sua elasticidade pode diminuir e, ocasionalmente, podem aparecer manchas castanhas.
- Aparecimento de fraqueza muscular.
- Os ossos tornam-se finos e quebradiços.
- A mulher chega à menopausa e a fertilidade pára.
- A produção de esperma continua nos homens, mas o tempo de ereção (excitação sexual) pode ser mais longo.
- O tempo de reação é mais lento.
- A digestão é lenta.
- As paredes das artérias tornam-se mais duras e a sua flexibilidade diminui.

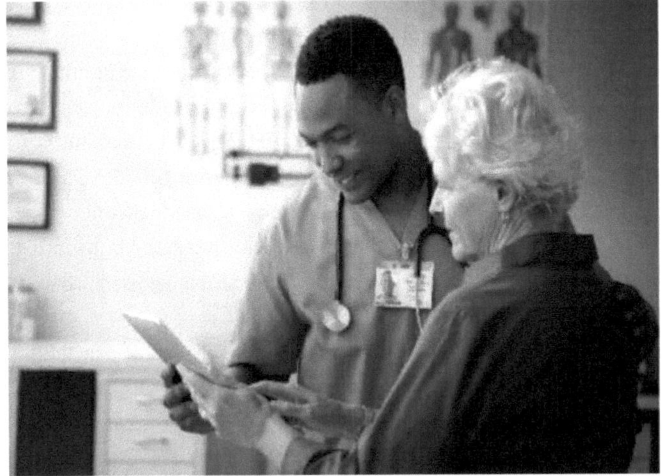

Figura 10. Visão geral da carreira de enfermeiro geriatra

Viver nos anos oitenta

- O controlo da bexiga pode estar comprometido.

- A memória torna-se mais fraca, sobretudo face a acontecimentos recentes.
- Podem ocorrer ligeiras perturbações sensoriais.

Mudança social

Quase todos os idosos têm filhos ainda vivos e muitos deles vivem com os seus filhos ou vêem-nos com alguma frequência. No entanto, existem também problemas graves na relação entre os idosos e os seus filhos, como a localização. A vida (coabitação, casa independente ou lar de idosos), a independência ou a falta dela na vida pessoal tem um efeito profundo na relação entre eles. Ao mesmo tempo, estas questões são influenciadas pelas crenças religiosas e morais e pela cultura da sociedade.

Por vezes, o convívio com os amigos é mais importante e agradável para os idosos do que a relação com os filhos, porque os idosos sentem-se mais à vontade com amigos da mesma idade que os seus filhos. Por isso, marcam vários encontros. Os idosos falam do seu passado e de recordações longínquas. Isto cria laços profundos entre eles.

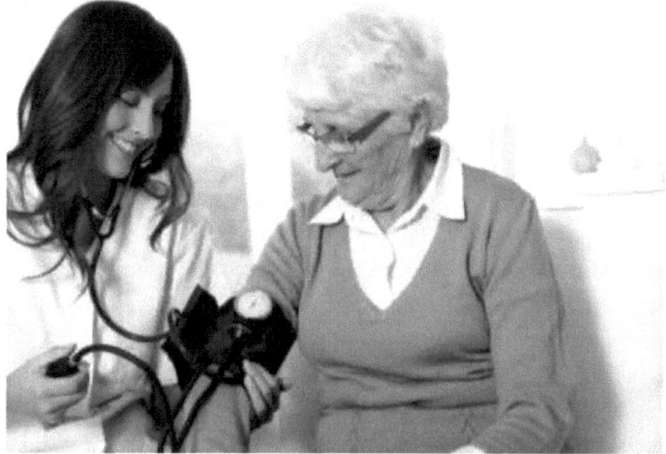

Figura 11. Enfermagem geriátrica

Mudanças de emprego

Atualmente, nas sociedades industriais e urbanas, a velhice é sinónimo de reforma, enquanto nas zonas rurais e urbanas a maioria das pessoas está ativa até aos últimos dias da sua vida. Existe uma correlação entre a perda de emprego (reforma) e a autossatisfação (utilidade) e esta é uma das consequências negativas do envelhecimento.

No entanto, se o idoso tiver tido um bom rendimento no passado e estiver agora fisicamente saudável e tiver planeado a reforma, esta não terá um efeito tão negativo sobre ele.

Alterações psicológicas

É de notar que, por vezes, as pessoas podem ser fisicamente velhas e ter uma atividade física limitada, mas psicologicamente ainda não atingiram o limiar do envelhecimento e estão de bom humor. As pessoas são capazes de manter o seu poder de aprendizagem se tiverem um verdadeiro desejo.

No entanto, a sua velocidade e intensidade podem diminuir com o tempo. A resolução de jogos como puzzles pode diminuir à medida que se envelhece, mas outras capacidades, como a resolução de problemas, podem aumentar. As mudanças na velhice têm efeitos profundos na sua vida e saúde mental.

Se a personalidade de uma pessoa for flexível, a capacidade de adaptação a estas mudanças será maior. Por outro lado, se o idoso percecionar estas mudanças numa direção negativa, o nível de flexibilidade e adaptação diminuirá.

Em suma, podemos dizer

❖ **Idosos integrados:** São idosos com características de flexibilidade, calma e maturidade em relações específicas. São idosos activos que vivem uma vida coesa.

❖ **Idosos resistentes aos choques:** O domínio das situações (controlo dos acontecimentos) e o grande sucesso são muito importantes para estes idosos. Estes idosos são militantes e ambiciosos.

❖ **Idosos passivos e dependentes:** Estes idosos são menos activos e cedem aos acontecimentos e às pessoas. Estes idosos podem funcionar bem quando dependem de algumas pessoas.

❖ **Idosos desintegrados:** Estes idosos são fracos e estão a deteriorar-se em termos de função mental e de pensamento. A sua atividade e satisfação por serem idosos é muito baixa.

Uma pessoa idosa que sente que não desperdiçou a sua vida passada é muito diferente de uma pessoa idosa que não está muito satisfeita com o seu passado.

O idoso está satisfeito com o sentimento de perfeição e passa os últimos dias de vida com otimismo e entusiasmo. O idoso estará insatisfeito com o seu passado, ansioso e deprimido.

As alterações que parecem nervosas estão de facto relacionadas com as circunstâncias em que vive o idoso. É claro que o físico delicado e frágil dos idosos e o facto de serem socialmente rejeitados e excluídos cria sérias complicações para o seu estado mental e faz com que sofram de perturbações nervosas.

Os tipos mais comuns de perturbações de ansiedade nos idosos são:

Perturbação nervosa da personalidade com carácter delirante e alucinatório Neste caso, as reacções que se observam naturalmente na maioria das pessoas idosas intensificam-se.

A desconfiança e a agressividade manifestam-se de forma dramática e surge um exemplo de comportamento com intensa preocupação com a saúde, queixando-se de mal-estar físico, dores, doenças, dores de cabeça e perturbações digestivas. Culpam os seus familiares por não se preocuparem com a sua saúde e por não cuidarem deles.

E estão cheias de expectativas, têm um humor muito instável e ficam subitamente muito ansiosas. Dois tipos de crises nervosas caracterizam as mulheres idosas: Algumas tornam-se passivas, imersas em si próprias, detestam a vida, o movimento e a excitação, e têm um medo mórbido da morte. O segundo grupo apresenta tendências paranóicas e de auto-engrandecimento.

Perturbação de ansiedade

Como já vimos, muitas pessoas idosas ficam sobrecarregadas com depressão e ansiedade, e o tédio, a tristeza, a ansiedade e a apreensão são comuns nos idosos e são severamente observados neles.

Perturbação nervosa emocional com depressão

A raiz desta doença reside numa ansiedade nervosa latente que se manifesta na velhice. Neste caso, os idosos exercem uma tirania emocional sobre os seus familiares e refugiam-se na doença.

Insiste em ser cuidado, finge sentir dores que não existem e, por vezes, transforma a ansiedade reprimida numa reação física e transformadora. Sofre de várias formas de comichão, dores e perturbações gastrointestinais ou urinárias. Pensa-se que as perturbações de ansiedade nos idosos estão sempre relacionadas com a sua infância ou adolescência. Este facto foi confirmado no caso das perturbações emocionais de ansiedade associadas à depressão.

Perturbação nervosa ou obsessivo-compulsiva

Esta doença é um pouco rara nos idosos. A psicose mais comum e difundida entre os idosos é a "melancolia", indesejada e involuntária. As mulheres são mais susceptíveis de contrair esta doença do que os homens. Esta doença é especialmente caraterística do envelhecimento. Porque não existem incidentes patológicos nos registos e na história psicológica das pessoas que sofrem desta doença.

Se analisarmos o carácter geral (melancolia), verificamos que o envelhecimento favorece o aparecimento deste tipo de psicose. (A melancolia é um estado de depressão e tristeza graves, que se manifesta como um sentimento de sofrimento mental e se caracteriza por um abrandamento e uma letargia das acções mentais e dos movimentos voluntários. De facto, a pessoa enlutada come a dor do seu eu perdido. (A melancolia) é uma (doença do tempo). O tempo futuro está fechado.

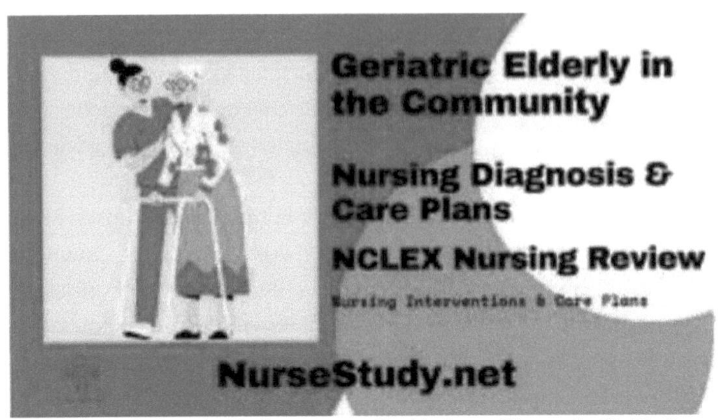

Figura 12. Diagnóstico de Enfermagem Geriátrica e Plano de Cuidados

Capítulo III

Doenças e deficiências

Doenças crónicas nos idosos

As doenças cardiovasculares, os acidentes vasculares cerebrais, o cancro e a diabetes, bem como as doenças músculo-esqueléticas, são as doenças mais comuns na velhice. Na maioria das comunidades, as doenças cardiovasculares são a doença mais importante e também a causa mais importante de hospitalização dos idosos no hospital. No entanto, em alguns estudos, a artrite é a doença mais comum, juntamente com as doenças cardiovasculares e a diabetes.

No Irão, foram realizados muitos estudos sobre a epidemiologia das doenças crónicas dos idosos, na maioria dos quais, tal como noutros países, as doenças cardiovasculares foram referidas como a doença mais comum. No presente estudo, a prevalência de doenças cardiovasculares e de hipertensão arterial nos idosos foi de 36,8% e 52,1%, respetivamente, o que foi considerado mais elevado do que em muitos estudos. É necessário prestar atenção à identificação dos factores de risco das doenças cardiovasculares e ao rastreio desta doença na meia-idade e nos adultos, a fim de prevenir a sua ocorrência na velhice.

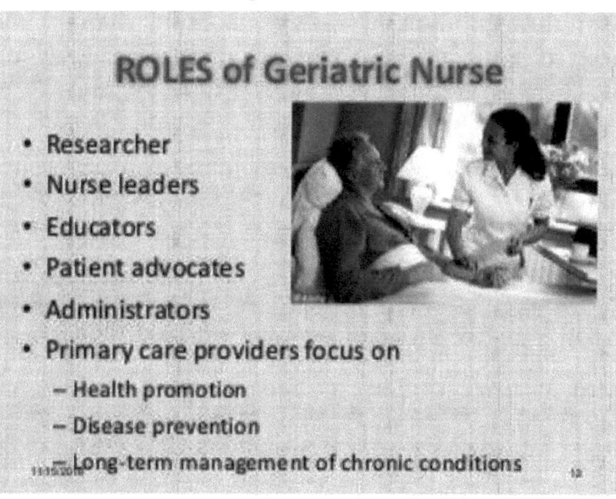

Papéis do enfermeiro geriatra
Investigador
Enfermeiros líderes
Educadores
Defensores dos doentes
Administradores
Os prestadores de cuidados primários centram-se em

Promoção da saúde
Prevenção de doenças
"^jjong gestão a longo prazo das doenças crónicas

Figura 13. Introdução à enfermagem geriátrica

Um dos aspectos mais importantes das doenças crónicas dos idosos no domínio da saúde é o custo dos cuidados médicos e da sua manutenção.

Por conseguinte, o planeamento dos recursos financeiros e humanos deve ter em conta as alterações epidemiológicas e demográficas das doenças crónicas, a fim de diagnosticar precocemente estas doenças e evitar que afectem a qualidade dos idosos.

As doenças cardiovasculares são uma das causas mais importantes de incapacidade e mortalidade nos idosos, sendo geralmente registadas nos idosos estudados no Irão entre 20 e 50% dos idosos. Por outro lado, a prevalência da obesidade, do aumento de peso e, consequentemente, da diabetes e da hipercolesterolemia também está a aumentar entre os idosos.

Por conseguinte, incentivar os idosos a praticarem exercício físico regular e a aumentarem a atividade, juntamente com a perda de peso e estratégias nutricionais adequadas, pode, em certa medida, prevenir a ocorrência de obesidade e de doenças relacionadas.

Idosos vulneráveis

Com o progresso da saúde e a prestação de cuidados preventivos e o controlo das doenças infecciosas, o aumento da esperança de vida e, consequentemente, o número de idosos, especialmente nos países em desenvolvimento, aumentou significativamente.

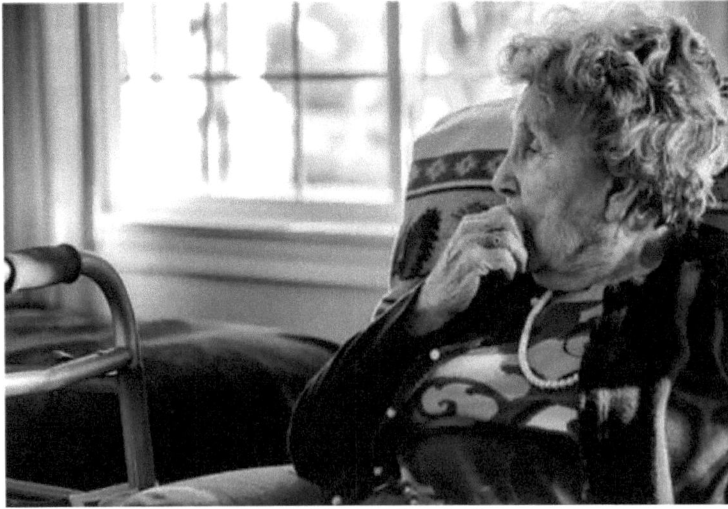

Figura 14. Proteção de um doente idoso vulnerável

O processo de industrialização criou muitos desafios a este respeito e colocou-nos numa posição entre o tradicional e o industrial, ou a chamada fase de transição, e, por outro lado, os idosos não são capazes de acompanhar o ritmo dos jovens no futuro inevitável. Por outro lado, os idosos não são capazes de acompanhar o ritmo dos jovens num futuro inevitável. Para se deslocarem e tentarem sempre preservar os seus valores e tradições originais e as suas crenças religiosas.

Este facto leva-os muitas vezes a entrar em conflito com as condições de vida deles próprios e dos seus filhos. Estas condições sociais especiais entram em conflito com o sistema de valores da nova e da velha geração e com a falta de vontade de aceitar a prestação de cuidados aos idosos, provocando uma alteração da situação dos idosos na família e na sociedade.

Este ponto é particularmente importante porque, nessas culturas, a responsabilidade familiar e a centralidade dos filhos no cuidado dos pais ainda prevalecem, e o resultado é a existência de abusos contra os idosos na família, incluindo as consequências do aumento do número de idosos na família, que podem ter efeitos negativos sobre o estado físico, mental, económico, distúrbios mentais e emocionais, intolerância às responsabilidades, fadiga pessoal e isolamento social dos membros da família e, como resultado destas mudanças, os comportamentos anti-sociais e a violência contra os idosos aumentaram.

Estes maus-tratos incluem maus-tratos físicos, sexuais, psicológicos, emocionais, negligência, abandono ou exploração financeira, e podem levar a uma baixa autoestima, sentimentos de desespero, apatia, problemas de saúde mental e incapacidade para os idosos. A prevalência de maus tratos a idosos é afetada pelo nível de consciencialização dos indivíduos e dos idosos, pelo seu nível de conhecimento e pela disponibilidade dos profissionais de saúde.

A prevalência de maus-tratos a idosos por parte de prestadores de cuidados domiciliários noutros países é de 12-15% e varia consoante o ambiente em que vivem, o hospital, a comunidade e a família. Além disso, nalgumas culturas, as pessoas idosas são mais tolerantes a este tipo de comportamento e, consequentemente, pedem ajuda para resolver o problema mais tarde do que o habitual, o que as coloca em maior risco de sofrerem danos.

No entanto, a investigação sobre maus-tratos a idosos no nosso país tem sido efectuada em áreas metropolitanas com estilos de vida e atitudes culturais específicos dessas cidades. A satisfação com a vida significa uma avaliação positiva de uma pessoa em vários aspectos da sua vida.

Por outras palavras, a satisfação com a vida é um reflexo do equilíbrio entre os desejos de uma pessoa e a sua situação atual. Ou que a falta de satisfação com a vida pode fazer com que o idoso se torne sensível aos outros e à família e tenha a atitude de que os seus familiares estão a abusar dele; Porque a satisfação com a vida é um preditor da saúde mental e se considerarmos uma área como a mais importante da qualidade de vida, é a área da satisfação pública com a vida, que como um dos componentes do bem-estar interno, incluindo atitude, avaliação pública Ele está relacionado com a sua vida ou com alguns aspectos da vida, como a vida familiar.

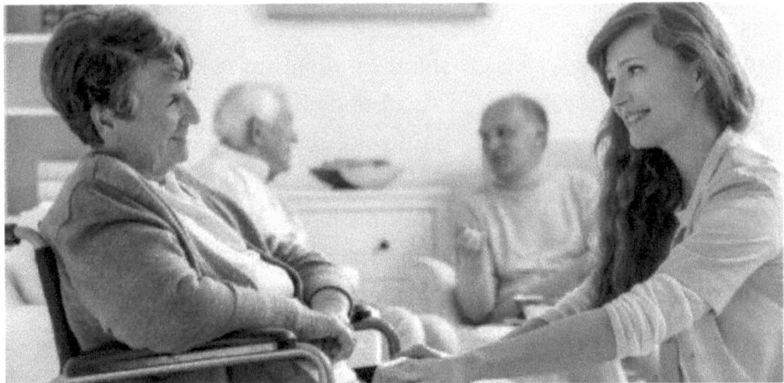

Figura 15. Enfermagem geriátrica

A satisfação com a vida, para além dos efeitos individuais, tem também consequências sociais importantes. A existência deste sentimento pode garantir a saúde do indivíduo e da sociedade, criando esperança e otimismo e eliminando sentimentos de impotência, isolamento e desconfiança entre os idosos. Para além da insatisfação, a longo prazo, pode conduzir ao isolamento e à desconfiança social.

Cuidados domiciliários

Neste sistema, o doente beneficia dos serviços sob a supervisão de um médico e de um enfermeiro no seu local de residência.

Gestão da prestação de serviços de forma a capacitar os doentes para uma parte ou a totalidade da sua vida pessoal, o que é feito através de serviços de cuidados preventivos, agudos ou de longa duração.

Indicações de relação em casa

- Doentes com necessidades de cuidados prolongados e complexos.
- Os idosos.
- Doentes com doença renal crónica.
- Filhos.
- Deficiências físicas.
- Doentes mentais: Estatísticas elevadas destes doentes (1 a 1,5) por cento da população geral, que recorrem até cerca de 67% se não forem acompanhados. Numerosos estudos demonstraram o efeito dos cuidados domiciliários na

redução da recorrência desta doença.

Financiamento dos cuidados domiciliários

Em 2002, 4 a 5 por cento do orçamento da saúde pública do Canadá foi gasto em cuidados domiciliários.

Dos 112 mil milhões de dólares em cuidados domiciliários, 33 mil milhões (30%) são cobertos por seguros.

O aumento do orçamento para os cuidados domiciliários de 205 milhões em 1980 para 2,5 mil milhões em 2001 e a redução do número de hospitalizações de 31.100.000 para 27.100.000, apesar de um aumento de 20% nas cirurgias, são pontos importantes.

Problemas comuns do envelhecimento

Cair

❖ É um acidente que resulta no facto de a pessoa ser acidentalmente colocada no chão devido à perda ou falta de consciência.

❖ As causas das quedas incluem causas internas (como falta de equilíbrio, deficiência visual ou cognitiva), causas externas (como o consumo de vários medicamentos) e causas ambientais (como iluminação deficiente, falta de dispositivos de segurança, piso escorregadio).

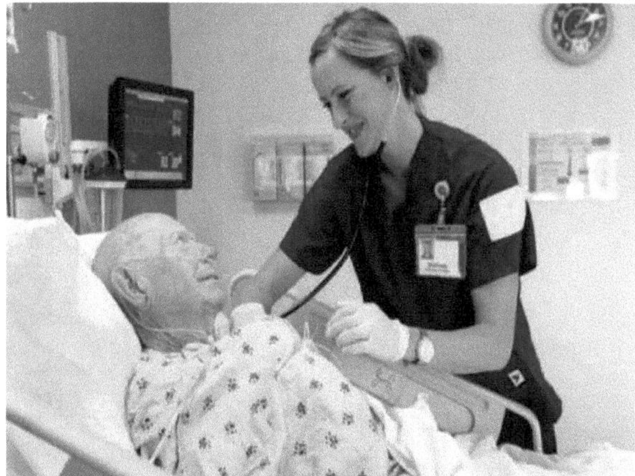

Figura 16. Problemas de saúde comuns dos idosos condições de saúde crónicas

Os seguintes pontos devem ser tidos em conta na biografia:

❖ Sintomas associados a tonturas, vertigens, síncope, fraqueza, tonturas, palpitações.

❖ Antecedentes de doenças como AVC, doenças cardíacas, ansiedade, anemia, osteoporose e défice cognitivo.

❖ História de quedas recorrentes.

❖ História da medicação (anti-hipertensores, neurolépticos).

❖ Verificar a forma como a pessoa caminha e o seu equilíbrio e utilizar auxiliares de marcha.

Tensão arterial elevada

A pressão arterial elevada, que é um fator de risco comum e controlável para o tratamento de doenças cardiovasculares, aumenta consideravelmente o risco de morte e de incapacidade.

Em geral, a tensão arterial elevada predispõe a pessoa a sofrer de insuficiência cardíaca, acidente vascular cerebral e insuficiência renal. Recomenda-se a medição da tensão arterial em cada consulta do doente e, pelo menos, mensalmente. Uma alimentação adequada e a atividade física são duas formas de controlar a tensão arterial até ao nível desejado.

Algumas pessoas precisam de medicação para que a sua tensão arterial volte ao normal.

A tensão arterial não tem um valor fixo e varia consoante as horas do dia e da noite, a atividade física e os factores emocionais, pelo que deve ser medida em condições de descontração e mais do que uma vez.

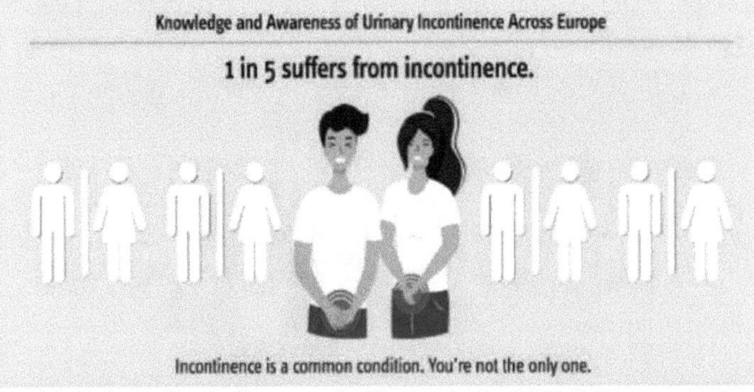

Figura 17. Infografia da Semana da Urologia de 2021 1 Um em cada cinco

A hipertensão ocorre quando a pressão arterial é constantemente igual ou superior a 140/90 mmHg. Nos doentes renais, devem ser feitos esforços para manter a tensão arterial dentro dos 120/80 mmHg.

As pessoas mais velhas e os homens estão mais expostos a este risco. A doença também tende a propagar-se entre os membros da família. Os doentes com hipertensão primária são geralmente assintomáticos (sem lesões nos órgãos) e assintomáticos. Os sinais e sintomas da doença indicam lesões nos órgãos.

Se a tensão arterial elevada for grave, pode provocar sintomas como fadiga, tonturas, náuseas, ansiedade, suores abundantes, palidez, vermelhidão da face ou de outras partes do corpo, tremores musculares, dores no peito, dores de cabeça e visão turva.

As tonturas são uma das causas mais comuns que levam os idosos a consultar um médico. As causas da vertigem incluem doenças subjacentes, como doenças cardiovasculares, doenças do ouvido, ansiedade, depressão e medicação. O exame deve incluir exames cardíacos, dos ouvidos, dos nervos e da tensão arterial.

Incontinência urinária

8 a 34% dos pacientes idosos em ambulatório sofrem de incontinência urinária e é mais comum nas mulheres do que nos homens. Embora a incontinência urinária seja evitável e tratável e não possa ser descrita como uma doença natural relacionada com a idade, infelizmente, a comunidade médica continua a não prestar muita atenção a esta doença.

Malnutrição

Com a idade, a secreção gástrica diminui e o revestimento do trato gastrointestinal degrada-se. No entanto, o poder de absorção dos alimentos é um pouco reduzido.

A obstipação torna-se mais frequente com a idade. O isolamento e a depressão aumentam o risco de carências alimentares nos idosos, reduzindo o apetite. Aumentar a atividade física, especialmente a caminhada, além de retardar o processo de doença, também será muito eficaz no humor dos idosos, e o consumo de alimentos que incluem cálcio e vitaminas também aumentará a saúde dos idosos.

Parkinson

Esta complicação está associada a tremores nos órgãos motores (braços, pernas e pescoço) e ocorre devido à destruição dos nervos relevantes, cuja principal causa é a passagem da vida e a velhice.

Diminuição da força física e da função muscular

Com a idade, o número de fibras musculares, a força e a velocidade de contração das células musculares diminuem. A suavidade e a flexibilidade dos tecidos também diminuem e, eventualmente, a capacidade de armazenamento do corpo diminui. A atividade física adequada e o treino básico podem levar a uma melhoria da força e da velocidade muscular e ter um efeito positivo no desempenho de uma pessoa. No entanto, devido à baixa capacidade de armazenamento do corpo, os programas de ativação para os idosos devem ser cuidadosos e calculados.

Aterosclerose

Com o tempo, os depósitos de gordura, sal e açúcar nas artérias causam o endurecimento das artérias, que é muito comum nos idosos.

Menopausa

Nas mulheres mais velhas, a menopausa ocorre depois dos 51 a 55 anos, o que, obviamente, não pode ser chamado de doença, mas este fenómeno provoca alterações hormonais nas mulheres mais velhas, o que terá consequências no seu rosto e é acompanhado de preocupações psicológicas.

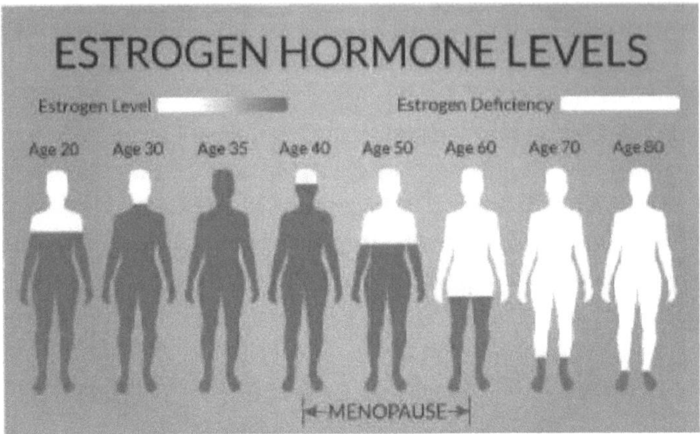

Figura 18. Menopausa

Osteoporose

A osteoporose é uma das doenças mais comuns nos idosos e aumenta o risco de fracturas da coluna vertebral devido a stress e outras fracturas na sequência de traumatismos. Na velhice, a cura das fracturas e a fusão entre os ossos partidos é lenta.

Insónia nos idosos

A saúde mental do ser humano depende, acima de tudo, da forma como satisfaz as suas necessidades básicas, e o sono, como uma das necessidades físicas, mentais e emocionais mais vitais dos seres humanos de diferentes dimensões e perspectivas, reveste-se de especial importância. Um sono confortável é um sinal de saúde física e de bem-estar mental. Os problemas de insónia aumentam com a idade. Além disso, o padrão de insónia muda com a idade.

Parte-se do princípio de que os idosos se queixam frequentemente de despertares prolongados e frequentes durante a noite ou de acordar. Muitos idosos desconhecem as alterações naturais do sono no seu grupo etário, nomeadamente a incapacidade de conseguir um longo período de sono contínuo. Com a idade, o sono torna-se mais leve e mais irregular. É claro que uma pessoa idosa vai para a cama todas as noites se não estiver consciente das alterações na duração e na qualidade do sono.

A melhor maneira de seguir um horário de sono-vigília é levantar-se à mesma hora, independentemente da hora ou da quantidade de sono da noite anterior. As pessoas idosas ficam frequentemente na cama de manhã porque não têm de se levantar. Devem ser encorajados a ter um plano para comer, encontrar-se com amigos, ir a consultas, passear e qualquer outra atividade possível. A adesão a este plano não é apenas um ritmo de sono. Regula, mas também lhes proporciona uma vida animada e ativa que também melhora o sono.

Além disso, na velhice, a eficiência dos mecanismos de regulação da temperatura corporal diminui, pelo que a sensação de frio na cama pode interferir com o sono.

Os problemas com o retorno dos alimentos do estômago para o esófago podem exigir que se evitem refeições pesadas à noite e que se ajuste o colchão para manter a cabeça levantada durante o sono. A necessidade de urinar frequentemente nos idosos com tensão arterial elevada é a causa de despertares frequentes. Este problema pode ser reduzido reduzindo a ingestão de líquidos durante a noite. **Alzheimer**

A doença de Alzhcimer é a causa mais comum de demência irreversível nos idosos. A disfunção mental progride gradualmente desde a fase de esquecimento até à incapacidade total.

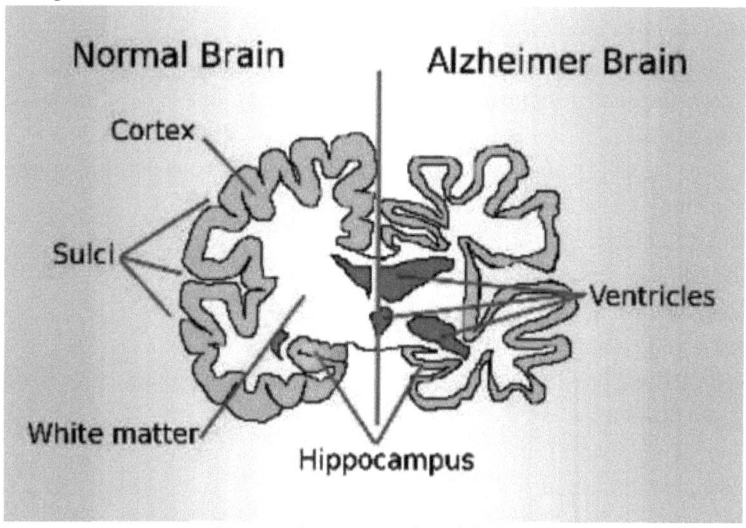

Figura 19. Doença de Alzheimer

Os sintomas da doença de Alzheimer podem ser classificados em três fases: primária, intermédia e avançada:

Fase inicial:

Os sintomas da doença aparecem gradualmente. Por conseguinte, não é possível determinar o momento exato do início desta fase da doença.

- ❖ Perturbação da memória a curto prazo (o que foi aprendido ou aconteceu recentemente, acontecimentos recentes).
- ❖ Perturbações da fala.

- ❖ Perder uma e outra vez.
- ❖ Perder-se mesmo em locais e bairros conhecidos.
- ❖ Dificuldade em selecionar e tomar decisões simples.
- ❖ Diminuição da motivação e do interesse em fazer coisas.
- ❖ Depressão e até raiva.
- ❖ Diminuição do interesse pelas actividades de rotina e de lazer.

Fase intermédia:

Nesta fase, os sintomas da doença tornam-se tão evidentes que afectam a vida social, o trabalho e as actividades diárias do doente.

- ❖ Ser muito esquecido.
- ❖ Encontra palavras, nomes de pessoas, objectos e frases adequadas.
- ❖ Não consegue realizar as actividades diárias normais em casa.
- ❖ Necessita de ajuda para a higiene pessoal, tomar banho e vestir-se.
- ❖ Errante e facilmente perdido.
- ❖ Ocorrem alterações comportamentais e de humor, como ansiedade e medo sem motivo, raiva e ceticismo.
- ❖ Vê ou ouve objectos e sons que não existem.
- ❖ Precisa da ajuda dos outros para fazer as coisas e torna-se dependente deles.

Fase avançada:

Nesta fase, o doente torna-se completamente dependente dos outros e apresenta normalmente os seguintes sintomas

- ❖ Tem dificuldade em comer.
- ❖ Não conhece pessoas e objectos familiares.
- ❖ Fala com dificuldade e exprime o seu sentido.
- ❖ Quase não compreende o que ouve, vê e acontece.
- ❖ Incapaz de se orientar mesmo em ambientes muito familiares.
- ❖ Difícil de andar.
- ❖ Tem incontinência urinária e fecal e não consegue controlar-se.
- ❖ Ele comporta-se mal.
- ❖ Normalmente passa a maior parte do tempo na cama ou numa cadeira.

Nas fases iniciais, podem ser tomadas medidas para compensar, em certa medida, a perda de memória, mas, infelizmente, até à data, os médicos e os especialistas ainda não propuseram nenhuma forma de tratar definitivamente ou de controlar e travar a doença de Alzheimer.

Cuidados em centros de apoio e hospitalização prolongada

Nos anos anteriores, os enfermeiros e as famílias sempre foram responsáveis pela prestação de cuidados aos idosos; mas, desde o final da década de 1960, as organizações de cuidados de saúde introduziram novos programas e modelos para satisfazer as necessidades de saúde únicas dos idosos e prestar-lhes serviços especiais. Por conseguinte, foram desenvolvidos serviços de cuidados de saúde para satisfazer as necessidades especiais dos idosos em diferentes fases da saúde e da doença.

Outro benefício destes programas é o aparecimento de novas funções para os enfermeiros, especialmente os enfermeiros geriátricos, que trabalham no domínio dos cuidados intensivos.

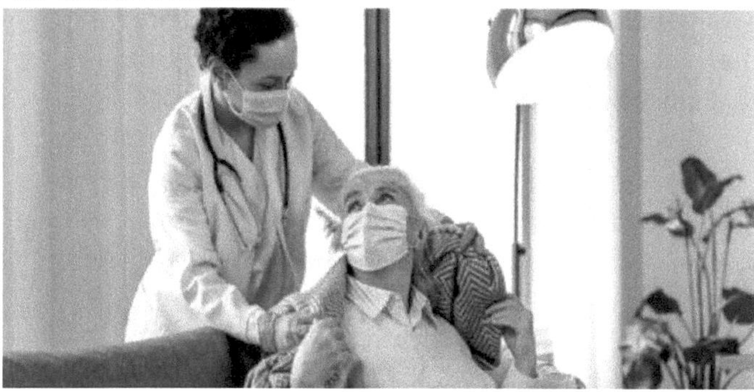

Figura 20. Saúde dos idosos

O Hartford Nursing Institute, por exemplo, desenvolveu o Modelo de Recursos de Enfermagem (GRN) como um modelo para melhorar os cuidados hospitalares aos idosos.

Este modelo prepara os enfermeiros clínicos como recursos no departamento de neurologia para enfermeiros geriátricos, para que possam identificar e eliminar síndromas geriátricos específicos, como quedas e confusão, e intervenções que desencorajem a utilização de instrumentos restritivos. E reforçam a mobilidade do paciente, realizam.

Processos de cuidados num lar de idosos

Nas últimas décadas, registaram-se grandes mudanças nos serviços de cuidados de saúde a longo e a curto prazo. Por exemplo, o tempo de permanência em lares de idosos diminuiu, os idosos estão mais inclinados a utilizar serviços de enfermagem baseados na comunidade, bem como serviços especializados de enfermagem ao domicílio.

Além disso, atualmente, nos Estados Unidos, apenas metade dos idosos com mais de 65 anos vive em lares de idosos, a maioria dos quais está relacionada com idosos deficientes que recebem cuidados de longa duração.

Uma vez que os cuidados especializados prestados nos lares de idosos são atualmente os mesmos que os cuidados anteriormente prestados aos idosos nos hospitais, os idosos podem permanecer num lar de idosos durante uma doença aguda em vez de serem hospitalizados. Reduzir as taxas de hospitalização e as complicações e custos associados.

Os desenvolvimentos recentes ajudaram os lares de idosos a prestar mais cuidados de longa duração, estando atualmente disponíveis unidades de cuidados especiais (UCS) nos lares de idosos em alguns países.
Estas unidades prestam serviços especializados a diferentes grupos de idosos; algumas delas são: unidades de cuidados para a demência ou Alzheimer, unidade de cuidados para a SIDA, unidade de cuidados oncológicos, unidade de cuidados para dependentes de ventiladores, unidade de cuidados para úlceras de pressão, bem como unidades de cuidados para lesões cerebrais.

Cuidados domiciliários especializados

Os serviços de cuidados ao domicílio estão, na sua maioria, cobertos por seguros e devem ser sempre prestados por enfermeiros qualificados e formados.

Estes serviços incluem geralmente pessoas que satisfazem os seguintes critérios:

❖ Idoso, a viver em casa.

❖ A requisição de serviços deve ser efectuada por um prestador de cuidados primários.

❖ As necessidades dos idosos devem ser objeto de cuidados no âmbito do trabalho dos enfermeiros especializados.

❖ Os idosos devem necessitar de cuidados a tempo parcial, não a tempo inteiro.

Por conseguinte, as pessoas idosas que têm um elevado nível de exigência no modelo de cuidados ao domicílio podem beneficiar de todos os serviços a seguir indicados, se estiverem cobertas por um seguro. Incluindo:

❖ Fisioterapia.

❖ Reabilitação.

❖ Terapia ocupacional e terapia da fala.

❖ Aconselhamento nutricional.

❖ Utilização de equipamento médico.

❖ Todos os serviços de enfermagem, tais como transferência e transferência, assistência no banho, terapia nutricional, assistência na utilização da casa de banho, etc.

❖ Serviços de enfermagem especializados, tais como terapia medicamentosa, injecções, tratamento de feridas, tratamento de doentes ligados a vias respiratórias artificiais, etc.

❖ Serviços de enfermagem psiquiátrica.

Uma vez que os serviços de cuidados ao domicílio são mais especializados na forma de serviços de curta duração, o foco principal deste curso é mais o ensino de actividades de auto-cuidado aos idosos e aos seus prestadores de cuidados ao domicílio. A maioria dos candidatos a cuidados domiciliários de curta duração são idosos que apresentam uma das duas características seguintes:

❖ Pessoas que vivem na sua própria casa e que podem efetuar a maior parte dos seus cuidados diários com um nível adequado de independência e que são deficientes em apenas uma ou mais áreas.

❖ Pessoas com algum nível de deficiência, mas que são auto-suficientes e ainda vivem na sua própria casa, recorrendo por vezes à ajuda de familiares, amigos, conhecidos e vizinhos.

Os idosos são apoiados pelas organizações de seguros enquanto estiverem incapacitados e necessitarem de ajuda nesse sentido e, depois de receberem a capacidade necessária, os serviços de seguro serão cortados; no entanto, alguns deles preferem pagar os cuidados de enfermagem no seu próprio domicílio, mesmo depois de terminarem os serviços de seguro.

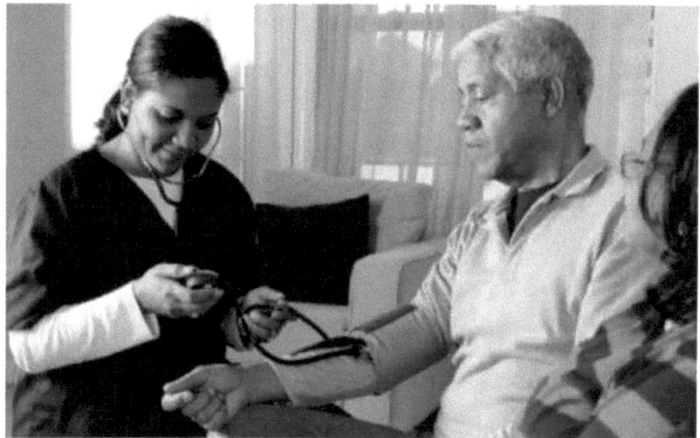

Figura 21. Cuidados de saúde ao domicílio

Os serviços de cuidados de enfermagem domiciliários a longo prazo para estas pessoas abrangem uma vasta gama. Num extremo do espetro estão os cuidados não especializados prestados por acompanhantes ou profissionais de saúde.

Os serviços mais comuns são a preparação de alimentos, a limpeza da casa, a assistência a cuidados pessoais, a assistência a consultas médicas e a compra de alimentos e outras actividades. Estes serviços são frequentemente complementados por serviços comunitários, tais como transporte e refeições ao domicílio.

Estes serviços podem ser prestados numa base regular ou apenas durante 24 horas para uma pessoa idosa.

No outro extremo do espetro está um conjunto de cuidados de enfermagem especializados que devem ser realizados por enfermeiros especializados e treinados e que incluem serviços médicos, tratamento de feridas, reabilitação de idosos com enfarte do miocárdio e

Recursos de serviços de cuidados ao domicílio

Com base no que foi dito, se o idoso estiver nas condições mencionadas para utilizar os serviços de seguro, os contratos serão assinados com as companhias de seguros pelas agências de enfermagem. Caso contrário, o idoso deve pagar as despesas diretamente à companhia.

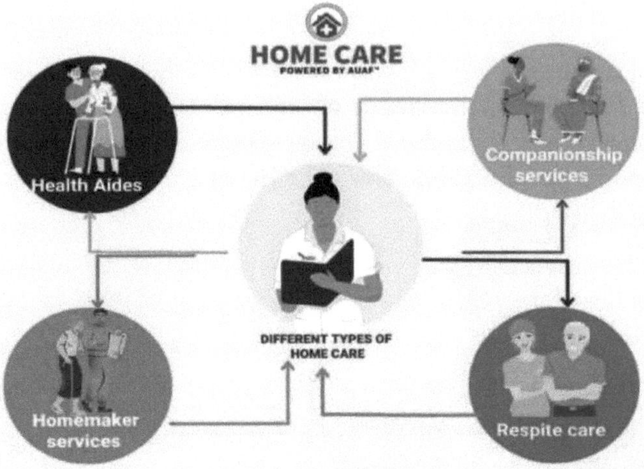

Figura 22. Qual é o significado de Home Care? Quais são os diferentes tipos de cuidados domiciliários?

O que é que isso importa?

Há décadas que os organismos públicos e privados prestam cuidados aos idosos e o âmbito destes serviços é muito vasto. Por exemplo, os programas de entrega de alimentos ao domicílio estão disponíveis há muitos anos na maioria das áreas metropolitanas; além disso, com os avanços registados nos últimos anos, as pessoas podem receber gratuitamente uma variedade de alimentos e até refeições quentes através de sítios da rede ou de números de telefone. Os serviços comunitários estão amplamente disponíveis, mas menos de um quarto dos idosos os utiliza.

Uma das razões mais importantes para a não utilização deste programa é a falta de sensibilização dos idosos e dos seus prestadores de cuidados para a existência de tais programas. Mesmo que tenham conhecimento da existência destes programas, não lhes foi ensinado como partilhá-los e utilizá-los.

Por vezes, o recurso a serviços comunitários não é culturalmente desejável para algumas famílias; por exemplo, os americanos de origem mexicana mostram-se relutantes em recorrer a estes serviços porque, nesta cultura, os idosos são muito respeitados e aceites e as famílias e os seus prestadores de cuidados preferem cuidar deles eles próprios.

Nos últimos anos, os serviços de base comunitária têm desempenhado um papel importante na melhoria da saúde, do desempenho e da qualidade de vida dos idosos.

Por conseguinte, os enfermeiros devem munir-se das informações mais actualizadas para poderem dar resposta aos idosos de todas as comunidades. De seguida, apresentaremos todos os serviços que são prestados com base nas comunidades:

Programas de assistência energética:

O objetivo destes programas é ajudar os idosos pobres a pagar as suas contas de água e eletricidade, etc., porque os idosos, se forem privados destas energias, enfrentarão muitos problemas. Será no decurso normal da sua vida. Por exemplo, devido à falta de gás e à impossibilidade de cozinhar, os idosos sofrerão de subnutrição e de energia reduzida num curto período de tempo.

Serviço de reparação de casas e de proteção contra intempéries:

Estes serviços são prestados por reparadores formados por organismos públicos para reparar o mobiliário doméstico ou o edifício onde vivem os idosos.

Por exemplo, a reparação de um telefone que impede a comunicação do idoso, ou a avaria da canalização da caldeira do lar, que impede o aquecimento da casa do idoso e provoca, consequentemente, hipotermia.

Home Health

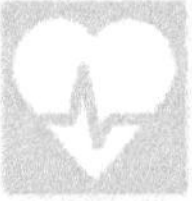

Clinical care

Ordered by a physician

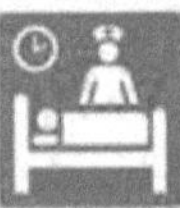

Usually after hospital discharge or rehab; can also be utilized for a physical decline to regain independence

Covered by private insurance or Medicare

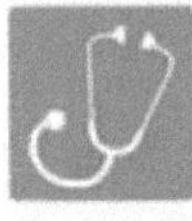

Provided by licensed nurses, therapists, social workers, etc.

May include the monitoring of health status, wound care, and various medical testing

Home Care

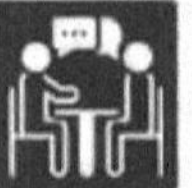

Care for non-medical services; known as companion care or sitter agencies

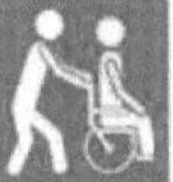

Provided by trained care aides who are generally not licensed for medical duties

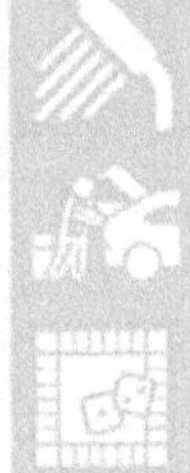

Assistance for daily activities like bathing and dressing, safety and medication monitoring, cleaning, organizing, transportation, and companionship

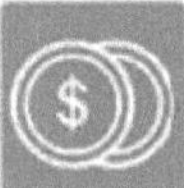

Usually paid out of pocket (current rates: $25/hour); can also be covered under government benefits

Figura 23. Limpeza de primavera do seu Plano de Cuidados no Domicílio

Centros de dia para adultos

Criados na década de 1970, os centros de dia para adultos são atualmente um dos principais recursos da comunidade para a prestação de cuidados a idosos e adultos dependentes. As actividades dos centros de dia para adultos são as seguintes

- ❖ Actividades socioculturais em conformidade com as estruturas culturais dos idosos.
- ❖ Serviços de transporte de idosos.

Fornecer alimentação aos idosos.

Gestão da medicação e de outras necessidades de cuidados dos idosos.

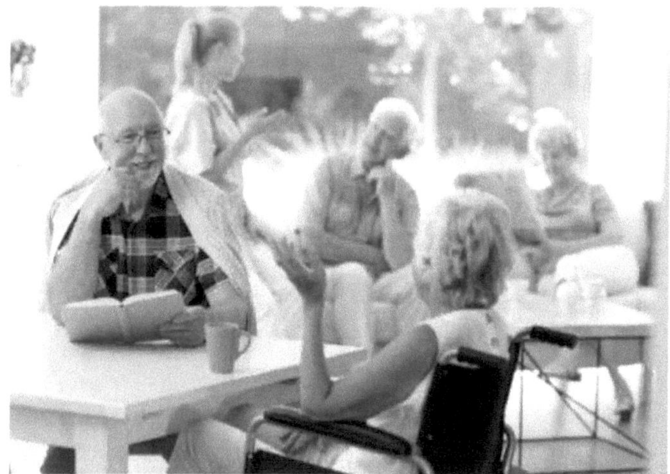

Figura 24. Cuidados diurnos para adultos

Por conseguinte, o idoso é mantido nestes centros durante várias horas por dia (normalmente 8 horas) e depois regressa a casa. Estes centros ajudam muito os prestadores de cuidados ao domicílio a cuidar dos idosos.

Os idosos internados nestes centros são geralmente pessoas com deficiências físicas, cognitivas ou depressivas, e sozinhas não podem estar em casa durante horas quando não estão presentes outros membros da família.

Os objectivos dos programas do centro são manter ou melhorar as capacidades funcionais dos idosos com deficiência, retardar ou prevenir a necessidade de cuidados institucionais e melhorar a qualidade de vida dos idosos e dos seus prestadores de cuidados em casa.

Os custos dos programas de cuidados diurnos para adultos e a fonte de pagamento também variam muito. O pagamento destes custos é efectuado pelas famílias ou por um seguro.

Programas de promoção da saúde

Dada a crescente ênfase na questão da promoção da saúde, devemos encorajar os idosos que têm um bom nível de desempenho a fazer estes programas. Os programas de promoção da saúde incluem uma vasta gama, por exemplo:

❖ Programas de rastreio e subsequentes programas de autocontrolo em doenças crónicas como a hipertensão, a diabetes, a hiperlipidemia, etc.

❖ Cursos de vacinação em epidemias sazonais.

❖ Aulas para deixar de fumar.

❖ Avaliar a forma de tomar os medicamentos e dar a formação necessária.

❖ Realização de aulas de desporto, como caminhadas, ioga, tai chi.

❖ Realizar cursos de formação, tais como formação em prevenção de doenças, formação em nutrição adequada e gestão do stress.

O papel dos enfermeiros geriatras nos centros de cuidados comunitários

Os cuidados baseados na comunidade podem desempenhar um papel potencial na criação de oportunidades inovadoras para os enfermeiros geriátricos. Nestes centros, o enfermeiro não só tem o papel de prestador direto de serviços de saúde, como também tem a responsabilidade de coordenação e gestão entre os membros da equipa e os vários programas.

Como já foi referido, trata-se de um conjunto de centros que prestam serviços de proximidade, cujas actividades são o resultado da interação e da cooperação entre especialistas de várias áreas das ciências médicas (incluindo fisioterapeuta, terapia da fala, terapia ocupacional, farmacêutico, etc.) e especialistas de outras áreas (incluindo assistentes sociais, reparadores, cozinheiros, etc.).

Assim, entretanto, um enfermeiro geriatra, ao avaliar a cooperação e a interação entre todos estes grupos, pode gerir as condições da melhor forma possível e prestar os serviços desejados aos idosos.

Para além do papel de gestor, o enfermeiro pode dar a formação necessária sobre a apresentação do grupo etário dos idosos, o seu tratamento, o transporte dos idosos, a sua alimentação, etc., a outros membros da equipa, nomeadamente a especialistas exteriores à área das ciências médicas, para que estes dêem a formação profissional necessária.

Um dos desafios que se colocam aos enfermeiros na prestação de serviços de enfermagem em centros comunitários é a promoção da literacia eletrónica. Os recentes avanços electrónicos nos cuidados de saúde são parte integrante da carreira de um enfermeiro.

Para além do conhecimento do preenchimento e da apresentação de um pedido por via eletrónica, o enfermeiro deve ser capaz de avaliar e apreciar as necessidades dos idosos através do sistema Telehealth (sistema de cuidados de saúde à distância assistido por telefone) e da utilização de ferramentas audiovisuais. Recolher as informações necessárias, fornecer diagnósticos de enfermagem precisos, intervir e até avaliar o doente.

Os membros da equipa de saúde nos centros de cuidados de base comunitária devem poder partilhar facilmente as suas informações com os idosos, de modo a poderem implementar o melhor programa para os idosos.

Por exemplo, uma pessoa idosa deve poder partilhar facilmente com os prestadores de serviços as suas alterações periódicas, incluindo alterações da tensão arterial, da glicemia, do eletrocardiograma, etc., e receber as instruções necessárias.

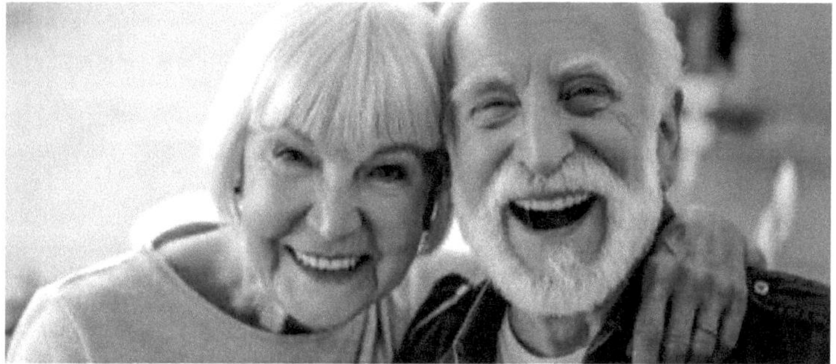

Figura 25. Em que altura é que uma pessoa é considerada idosa

Os recentes avanços electrónicos podem também ser importantes na educação à distância para os idosos. Por conseguinte, é necessário que todos os membros da equipa de tratamento e cuidados, especialmente os enfermeiros geriátricos e até os próprios idosos, estejam equipados com literacia eletrónica.

Estudos demonstraram que a utilização de sistemas electrónicos, como a tecnologia de telessaúde, tem desempenhado um papel importante na promoção da saúde e na redução dos custos, especialmente nos idosos com diabetes, hipertensão e doença pulmonar crónica.

Até agora, familiarizámo-nos com os centros de cuidados geriátricos e com o papel dos enfermeiros geriátricos em cada um desses centros; como já dissemos, a formação de alguns desses novos centros desafiou os prestadores de cuidados de saúde e até mesmo os peritos governamentais e os decisores políticos a fornecerem o financiamento necessário para os serviços desses centros.

Isto fará com que os modelos de cuidados para os idosos sejam revistos e adaptados aos métodos mais recentes de cuidados e de assistência aos idosos, que discutiremos a seguir.

Modelos de cuidados coordenados

A procura de programas de base comunitária por parte dos consumidores e o custo cada vez mais elevado dos cuidados para as comunidades do sector público conduziram a novos modelos de cuidados coordenados para os idosos. Desta vez, as suas despesas são pagas livremente por organizações sem fins lucrativos.

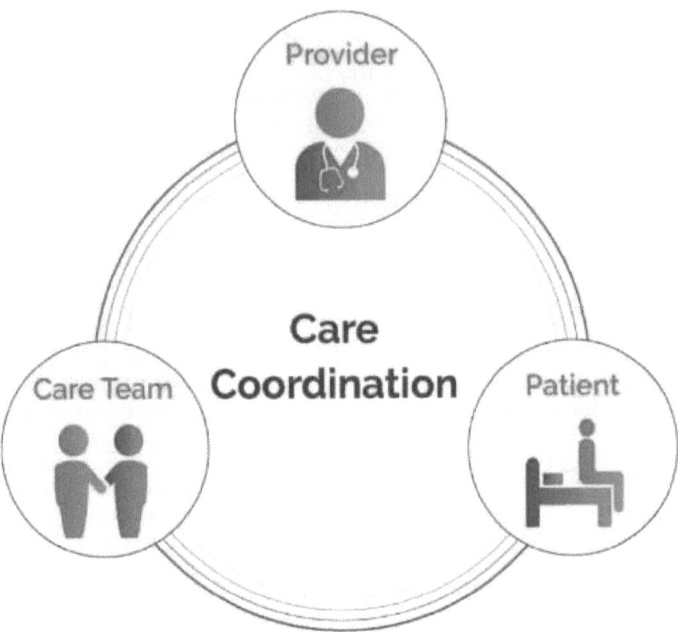

Figura 26. Coordenação dos cuidados

Os modelos de cuidados coordenados incluem um modelo abrangente, um modelo de cuidados crónicos e serviços de cuidados e gestão de casos. Cada um destes modelos e programas tem também as suas próprias subcategorias, que explicaremos de seguida.

Modelos abrangentes

Desde 1979, o governo federal dos EUA desenvolveu três modelos inovadores de cuidados de longa duração abrangentes e rentáveis para pessoas com doenças crónicas.

Modelo On Lok Serviços Sénior

O protótipo deste modelo abrangente é o Lok Senior Services, que começou em 1971 como um dos primeiros centros de dia em São Francisco.

Por outras palavras, o centro era um local tranquilo para os idosos, que prestava serviços médicos sociais abrangentes e acessíveis.

Os programas em linha também incluíam uma equipa de profissionais de saúde mental, o que resultou num menor número de internamentos em hospitais psiquiátricos e num maior acesso a serviços de saúde mental.

Modelo 1PACE

O êxito do programa on Lok levou à criação de um programa semelhante, denominado PACE, no final da década de 1980. O grupo-alvo do PACE era constituído por pessoas com as seguintes condições:

❖ Os participantes devem ter direito a um lar e a uma cobertura de seguro.
❖ Neste modelo, a tónica é colocada principalmente nos serviços de prevenção.
❖ Prestar serviços integrados através de centros de saúde especializados para idosos.
❖ Gestão através de equipas superiores multidisciplinares.
❖ Disponibilizar o financiamento necessário através do sistema nacional per capita.

Os principais componentes do modelo PACE incluem programas como serviços de nutrição, transporte, cuidados ao domicílio, cuidados agudos, cuidados primários, serviços sociais, cuidados restaurativos, gestão de medicamentos, cuidados de longa duração, cuidados diurnos para adultos, cuidados intensivos, utilização de equipamento médico, etc.

Modelo Evercare

Este modelo foi inicialmente concebido por um médico e dois enfermeiros para avaliar os serviços de seguros na prestação de cuidados geriátricos.

O modelo Evercare foi inicialmente limitado aos lares de idosos, mas mais tarde alargou-se aos cuidados domiciliários e aos centros de cuidados comunitários.

Neste modelo, os serviços médicos são cobertos por seguros em todas as áreas, pelo que, ao prestar serviços de cuidados em todas as áreas e cobertos por seguros nos centros de cuidados de enfermagem mencionados, outras pessoas são motivadas a deslocar-se aos hospitais para receberem cuidados. Não haverá escolas de enfermagem. Os princípios de cuidados no modelo Evercare são os seguintes:

Os médicos e os enfermeiros devem planear e prestar serviços tendo em conta todas as dimensões físicas, sociais e psicológicas do doente e não se concentrarem apenas no problema.

❖ A transferência entre diferentes centros de saúde deve ser minimizada (por outras palavras, o centro de cuidados não deve mudar regularmente).
❖ Os prestadores de cuidados de saúde centram-se na prevenção e asseguram avaliações regulares e um diagnóstico precoce.
❖ As equipas de cuidados apoiam os doentes e orientam-nos no sentido de tirarem partido dos benefícios do seu seguro de saúde.
❖ Incentivar as famílias a envolverem-se ativamente com os seus idosos e a cuidarem deles.

Alguns dos resultados da implementação do modelo Evercare são:

❖ Redução da taxa de hospitalização dos idosos em até 45% (sem reduzir a taxa de mortalidade entre eles).
❖ Reduzir os períodos agudos nos lares de idosos.

❖ Redução de 50% do número de idosos que recorrem às urgências hospitalares.

❖ Reduzir o tempo de permanência nos hospitais para pelo menos 1 dia entre os idosos.

Despesas correntes das companhias de seguros

Embora uma parte maior do custo dos programas de cuidados seja coberta pelos seguros de saúde, atualmente verifica-se que muitos custos são pagos livremente e fora da cobertura dos seguros. Isto representa um duplo encargo económico para os pobres.

Medicamentos

O Medicare é um plano federal de seguro de saúde para pessoas que reúnem as condições para receber prestações da Segurança Social. O Medicare cobre principalmente serviços hospitalares e médicos, que estão disponíveis para um número limitado de idosos deficientes ou financeiramente desfavorecidos.

O plano Original Medicare é composto por duas séries de planos, A e B.

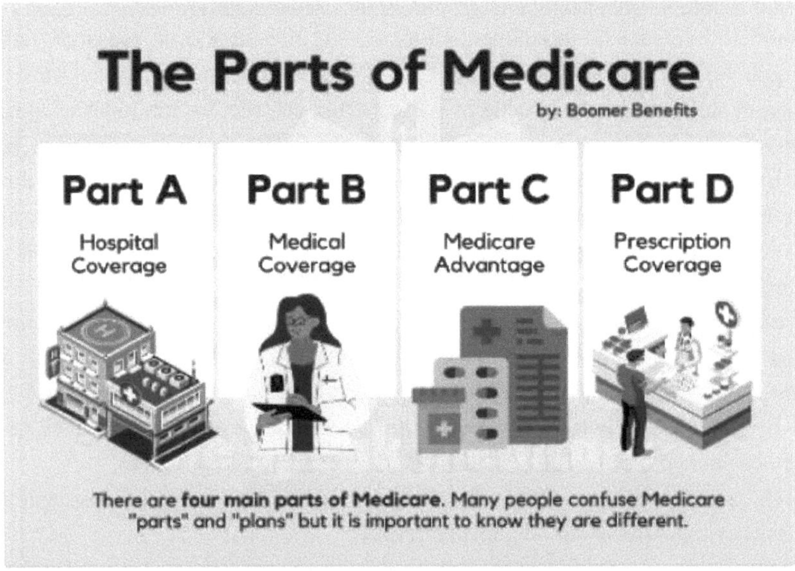

Figura 27. Partes do Medicare

A Secção A é financiada através dos impostos do Estado e a Secção B é financiada pelos prémios pagos pelos interessados. Por conseguinte, a Medicare faz parte do orçamento nacional. No passado, os programas da Medicare não ofereciam cobertura para serviços preventivos.

Mas hoje, o programa de serviços preventivos e de rastreio deste programa foi desenvolvido em vários domínios, incluindo: educação sobre a diabetes, rastreio do glaucoma, medição do espaço ósseo, rastreio do cancro colorrectal, mamografia e exames mamários, exames pélvicos, vacinação contra a gripe, pneumonia e hepatite B e testes de antigénio específico da próstata (PSA), exames rectais, bem como rastreio visual, auditivo e de cuidados orais

Seguro Medigap

O seguro Medigap é basicamente uma apólice suplementar destinada a cobrir a diferença entre os custos pagos pelo seguro Medicare e os custos pagos pelo indivíduo. Todos os programas Medigap são regidos por regulamentos governamentais. Na sua essência, este programa oferece benefícios adicionais ao Medicare. O seguro Medigap, tal como o seguro Medicare, inclui dois planos, B e A. Os planos do Plano A incluem maioritariamente o pagamento de dias de hospitalização, e os planos do Plano B incluem o pagamento de medicamentos prescritos, cuidados médicos preventivos, cuidados de enfermagem especializados e cuidados médicos em países estrangeiros.

Medicaid

O Medicaid foi introduzido ao mesmo tempo que o Medicare para proporcionar uma cobertura de seguro aos idosos necessitados. Atualmente, o Medicaid é uma das maiores companhias de seguros para os idosos. Para serem elegíveis para o Medicaid, os indivíduos devem cumprir as normas médicas e financeiras definidas pelos regulamentos do governo estatal.

As regras da Medicaid incluem políticas rigorosas que impedem a transferência de bens de outro membro da família durante 5 anos antes de se candidatar à Medicaid. No entanto, os rendimentos e os bens do cônjuge segurado estão normalmente isentos destas restrições.

Direito dos Idosos Americano

O American Elderly Act (OAA) foi promulgado em 1965 para apoiar a independência dos idosos e ajudá-los a permanecer em casa e na comunidade.

A maior parte dos orçamentos do OAA destina-se a serviços de nutrição, como a entrega de refeições quentes ao domicílio, a limpeza da casa, os cuidados pessoais, o transporte, o trabalho quotidiano e os cuidados de dia para os idosos.

A OAA financiou recentemente serviços de assistência, incluindo educação e aconselhamento para os idosos. Outra componente da OAA é a prestação de serviços alargados a pessoas que precisam de ser alojadas em lares de idosos, mas que não estão cobertas pelos serviços da Medicaid.

Os enfermeiros podem obter informações gerais sobre estes programas contactando os assistentes sociais das instituições de saúde. E estabelecer a ligação entre os idosos que reúnem estas condições e as referidas companhias de seguros.

Capítulo IV

Cuidados domiciliários para idosos

Definição de cuidados domiciliários

Os cuidados ao domicílio significam que os cuidados de saúde são prestados no local de residência do doente. Estes serviços são prestados por pessoas autorizadas. Neste sistema, o doente beneficia dos serviços sob a supervisão de um médico e de um enfermeiro no seu local de residência.

Os cuidados de enfermagem ao domicílio são cuidados prestados em casa, na escola, no local de trabalho e noutros contextos sociais. A gestão da prestação de serviços deve permitir que os doentes sejam capacitados para uma parte ou a totalidade da sua vida pessoal através de cuidados preventivos, agudos ou prolongados.

Nota: A prestação de serviços médicos de elevada qualidade é uma das preocupações dos diferentes países. Por esta razão, os países procuram ativar o sector privado na aquisição financeira e melhorar a qualidade dos serviços devido a vários problemas.

Os países desenvolvidos recorrem frequentemente a instalações não hospitalares, como os cuidados domiciliários, para tratar uma série de doenças, incluindo as agudas e as crónicas, com longos períodos de recuperação. Isto significa que, nos próximos anos, os serviços de cuidados domiciliários substituirão os serviços hospitalares.

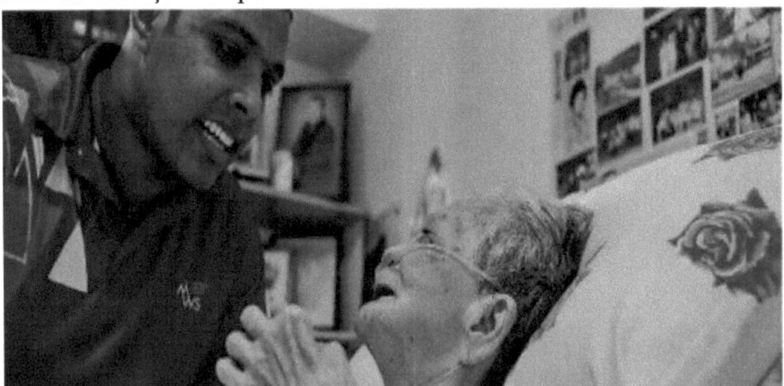

Figura 28. Cuidados domiciliários

Os serviços de cuidados ao domicílio são prestados a pessoas idosas, a pessoas com doenças permanentes, à recuperação de lesões cirúrgicas ou a pessoas com deficiência. Os serviços de cuidados ao domicílio incluem o seguinte:

- Cuidados pessoais, tais como: tomar banho, lavar as mãos, a cara e o cabelo ou até vestir roupa.
- Efetuar serviços de cozinha para a pessoa, lavar a roupa.
- Artigos de formação, como aprender a utilizar um esfigmomanómetro.

- ❖ Cuidados com os idosos.
- ❖ Cuidados infantis.

Sentir necessidade de serviços de cuidados domiciliários quando:

- ❖ Se as lesões forem devidas a uma intervenção cirúrgica.
- ❖ Feridas que precisam de ser limpas.
- ❖ Se necessitar de uma injeção contínua e contínua do medicamento.
- ❖ Necessidade de receber formação para efetuar algumas tarefas essenciais, como o controlo do açúcar no sangue e da medicação para a tensão arterial
- ❖ Necessidade de tomar banho ou de preparar e cozinhar alimentos
- ❖ Necessita de cuidados emocionais.

Benefícios dos cuidados domiciliários

- ❖ Aumentar a qualidade dos serviços de cuidados ao domicílio.
- ❖ Reduzir o número e a frequência das hospitalizações de doentes com doenças crónicas.
- ❖ Aumentar os serviços prestados aos doentes idosos que necessitam de cuidados prolongados.
- ❖ Acelerar a alta hospitalar e aumentar a rotação das camas.
- ❖ Diminuição da recuperação.
- ❖ Reduzir os custos dos cuidados de saúde nas comunidades.
- ❖ Melhorar a qualidade dos serviços de enfermagem ao domicílio.

Orçamentos para cuidados domiciliários

Em 2002, 4 a 5 por cento do orçamento da saúde pública do Canadá foi gasto em cuidados domiciliários. Dos 112 mil milhões de dólares em custos de cuidados domiciliários, 33 mil milhões de dólares serão cobertos por seguros a 30%.

Aumentar o orçamento dos cuidados domiciliários de 205 milhões em 1980 para 2,5 mil milhões em 2001 e diminuir as hospitalizações de 100,1 milhões para 27,1 milhões, apesar de um aumento de 20% nas cirurgias.

Cuidados intensivos em casa

Os doentes e os idosos que sofrem de doenças avançadas e que têm de recorrer a UCC e UCI para sobreviver estão entre os que necessitam de serviços de cuidados intensivos no domicílio. Estes doentes têm alta do hospital com todo o equipamento de UCI especificamente concebido e construído para serviços de enfermagem ao domicílio e são transportados para casa com toda a segurança e confiança e em conformidade com todas as normas médicas.

Além disso, estes doentes são visitados diariamente por um médico especialista após a alta hospitalar, e a prestação de cuidados intensivos em casa reduz as infecções nosocomiais e os riscos a elas associados.

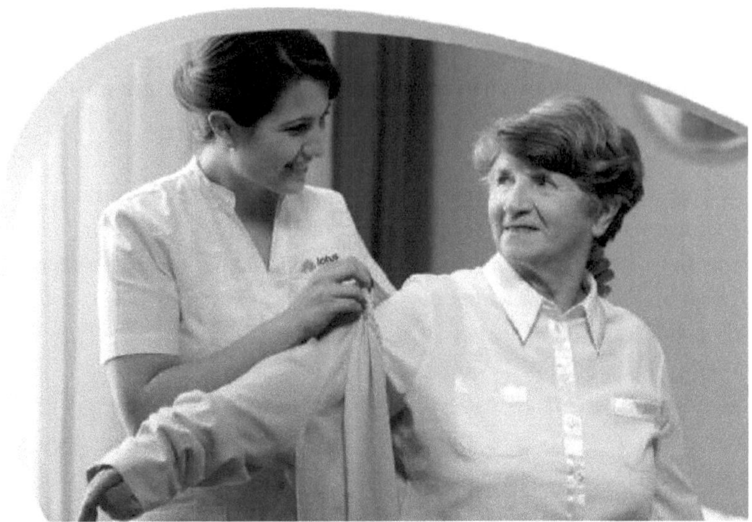

Figura 29. Melhor serviço de cuidados ao domicílio

A UCI e a UCC são uma das partes mais importantes e sensíveis do hospital, que, para além da sensibilidade dos cuidados, tem um custo elevado para o hospital e para a organização de seguros e indivíduos. Consequentemente, a utilização de serviços de cuidados intensivos no domicílio reduz os custos em cerca de um terço.

Os doentes que necessitam de receber uma variedade de cuidados físicos e mentais devido às suas circunstâncias especiais, os seus serviços de cuidados ao domicílio são classificados em três sistemas em que os doentes e os idosos receberão serviços de forma independente, parcial e completa.

> Em doentes com condições adequadas, o doente pode satisfazer as suas necessidades e apenas necessita de formação, como o controlo e a prevenção de infecções se estiver a tomar medicamentos imunossupressores.

> Nos doentes com um sistema familiar, a necessidade do doente é mais dependente do enfermeiro e o doente precisa da ajuda de um enfermeiro ou enfermeira na prestação dos seus cuidados.

> Alguns pacientes também precisam de estar presentes e receber cuidados de enfermagem completos devido à sua condição física, todas as suas necessidades devem ser satisfeitas pelo enfermeiro e outras classes de enfermagem. Estas necessidades são as seguintes:

> Controlar os sinais vitais.

> Controlo permanente.

> Monitorização contínua da consciência.

> Ligar e desligar o paciente do ventilador.

- Avaliação do estado hemodinâmico.
- Controlo das vias aéreas.
- Controlo da dor.
- Oxigenoterapia.
- Fisioterapia respiratória.
- Exame do padrão respiratório.
- Aspiração das secreções respiratórias.
- Ouvir sons respiratórios.
- Realização de actividades motoras.
- Alterar o estado do doente.
- Massajar as zonas pressurizadas.
- Prevenção e tratamento de escaras.
- Tratamento de pensos e feridas.
- Alimentar o doente através de um cateter nasal gástrico.
- Alimentação intravenosa.
- Alimentação do doente através de PEG.
- Inserção de um cateter urinário.
- Controlar a quantidade de urina com base na entrada e saída.
- Terapêutica medicamentosa sob diversas formas de injeção, oral, respiratória, intraocular e outras formas de medicamentos.
- Inserção de cateter nasal gástrico.
- Acesso venoso periférico incorporado.
- Benefícios da prestação de cuidados intensivos no domicílio.

Rapidez na recuperação e redução do risco de infecções:

A enfermagem ao domicílio protege o doente de uma série de infecções nosocomiais, ajudando-o assim a recuperar e a acelerar o seu tratamento.

Custo muito baixo da assistência ao domicílio:

Alguns doentes necessitam de cuidados intensivos, que são muito dispendiosos para receber estes serviços no hospital, e os cuidados a longo prazo do doente estão associados a um custo muito elevado.

O ambiente do doente:

A hospitalização prolongada tem um efeito negativo no humor e na saúde do idoso, o doente está sob pressão psicológica e o facto de estar longe dos membros da família provoca stress no doente.

Cuidar dos idosos em casa, prestando-lhes cuidados profissionais em casa, ajuda o processo de recuperação do doente, e estar numa casa acolhedora ajuda a acalmar a mente e a reduzir a ansiedade.

Prestação de serviços de cuidados com base nas necessidades do paciente:

Os cuidados médicos no hospital são iguais para todas as pessoas e o doente não pode ter as suas próprias necessidades, o que provoca a insatisfação do doente com o ambiente hospitalar.

Mas a enfermeira domiciliária é única para cada doente e tem em conta todas as necessidades do doente e este sente-se mais confortável. Porque todas as suas necessidades são satisfeitas. A enfermagem ao domicílio será muito eficaz para acelerar a saúde do doente.

Actividades da vida diária:

Algumas pessoas idosas e doentes podem ter dificuldade em realizar tarefas diárias como tomar banho, limpar, cozinhar e confecionar alimentos, o que pode ser facilitado com a ajuda de um enfermeiro em casa.

Os enfermeiros são formados para ajudar os doentes nas suas tarefas quotidianas. Ajudam os doentes a ter uma vida saudável e produtiva, mantendo a dignidade e o respeito.

Relacionar questões éticas com princípios éticos e direitos humanos

As questões práticas e jurídicas estão interligadas com os desafios morais e de direitos humanos do trabalho com uma pessoa idosa. Estas questões incluem a capacidade de tomada de decisões e a verificação da capacidade de tomada de decisões; o consentimento consciente é a recusa de tratamento, a procuração sobre a forma de tratamento e os casos de negligência e abuso dos idosos por outras pessoas nas suas vidas.

Por exemplo, de acordo com o princípio ético da justiça e o direito humano universal à justiça, deve ser fornecido um tratamento padrão para uma doença específica com base na idade? Na prática, a justiça significa equidade e justiça no tratamento e no acesso aos recursos para o tratamento das pessoas, sem preconceitos e com base nas necessidades médicas.

Tomada de decisões éticas

Decidir sobre questões éticas nos cuidados de saúde dos idosos. No ambiente moral, para além dos problemas de conflito e de valores, as questões éticas estão também relacionadas com questões como a comunicação, a sensibilização e a motivação. Por exemplo, quando as capacidades cognitivas dos residentes são diferentes, a comunicação não-verbal deve ser mais importante.

Se os empregados puderem ver e ouvir até as coisas mais pequenas, isso pode ser muito importante em termos de dignidade e respeito pelo bem-estar dos residentes. A interação e a comunicação entre os idosos e os empregados é importante, os empregados devem ouvir as mensagens emocionais dos idosos. Se os funcionários estiverem motivados para fazer o seu trabalho diário, isso pode criar uma atmosfera de inspiração e atividade, o que, por sua vez, pode afetar o bem-estar dos residentes. Neste contexto específico, as interacções verbais e não verbais e as interacções são de grande importância.

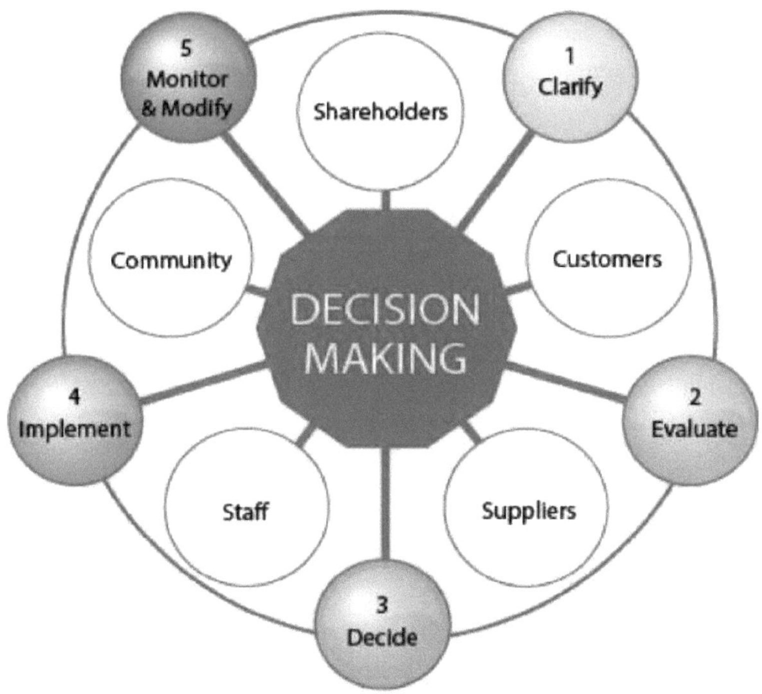

Figura 30. Tomada de decisões éticas

Um dilema moral ocorre quando a solução para um problema, incluindo decisões sobre cuidados, segurança, saúde ou qualidade de vida, não tem uma resposta clara para uma pessoa idosa. Podemos deparar-nos com um problema difícil que não parece ter uma solução satisfatória ou as opções disponíveis são igualmente desagradáveis, por exemplo, transferir uma pessoa idosa para um lar de idosos onde o seu estado de saúde pode estar a deteriorar-se rapidamente, ou ficar numa casa onde pode cair ou ser negligenciado ou maltratado por outros membros da família.

Estes dilemas morais envolvem muitas vezes mais do que um princípio moral e mais do que um direito humano. Os valores éticos diferem consoante as culturas, pelo que o respeito pelas normas culturais também é importante. Os dilemas morais também ocorrem quando há um conflito de valores entre os profissionais, os idosos e as suas famílias ou entes queridos. Diferentes modelos de decisão podem ser úteis neste domínio. Por exemplo, no caso dos desafios morais dos maus-tratos a idosos, pode ser útil considerar o princípio ético da independência e da autonomia, o que significa que só o indivíduo pode abdicar da sua independência.

Os problemas éticos não estão relacionados com o conhecimento da competência ou da capacidade de decisão de uma pessoa, o facto é que essa competência pode variar de dia para dia e pode ser influenciada por factores como a dor, a depressão, a medicação ou sentimentos de perda e alienação. Não estar familiarizado com o ambiente.

Os conflitos culturais também desempenham um papel importante. Os chineses, por exemplo, esperam que o primeiro filho seja o decisor dos pais. Este dilema realça a importância de:

- Comunicar entre todas as pessoas envolvidas.
- Examinar os valores dos próprios profissionais.
- Normas de cuidados clínicos e/ou comunitários.
- Um modelo de tomada de decisões éticas baseado nos direitos humanos fundamentais e nos princípios éticos.

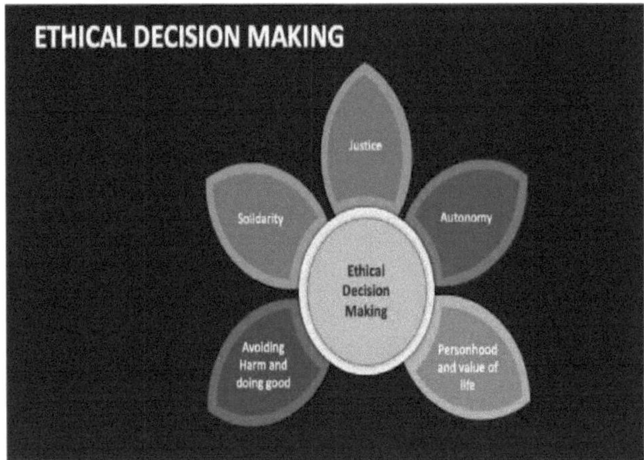

Figura 31. Tomada de decisões éticas

Enfermagem para mulheres

Aborto

Curetagem em francês, a remoção do resto dos produtos da gravidez, o que minimiza o risco de aborto espontâneo. A curetagem é geralmente prescrita quando o feto tem mais de 39 semanas e, antes disso, é geralmente efectuada com pílulas e medicamentos. A vagina é examinada com um espéculo vaginal e o colo do útero é aberto, se necessário. Em primeiro lugar, o colo do útero é desinfectado e é utilizada anestesia para aliviar a dor da paciente ou, em alguns casos, é utilizada anestesia local e, em seguida, o resto do tecido fetal é esvaziado.

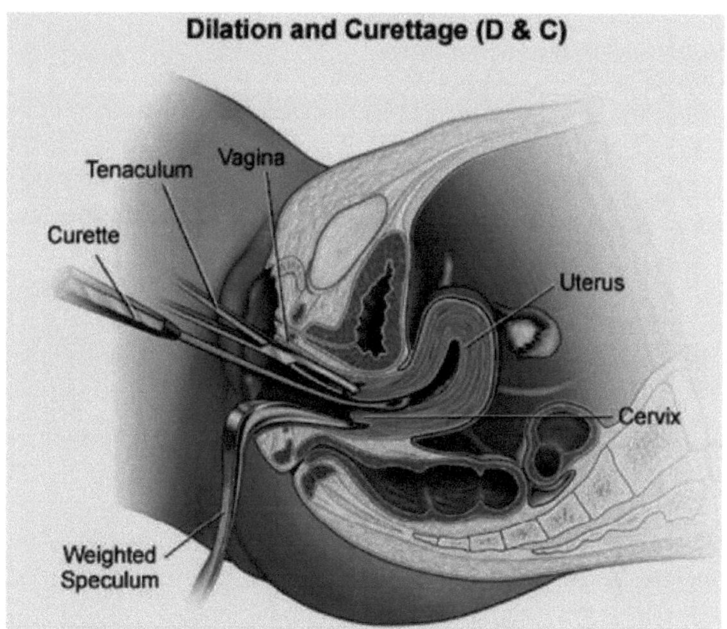

Figura 32. Dilatação e curetagem

Tipos de curetagem:

Na curetagem para aborto, são efectuados dois métodos tradicionais e de sucção.

Método de aspiração:

Tem menos complicações e dor e o útero é esvaziado num período de tempo mais curto. Na curetagem por sucção ou evacuação por sucção, um cirurgião introduz um tubo oco no colo do útero e, em seguida, os restos fetais são removidos por sucção.

Curetagem tradicional de D&C:

Uma parteira ou um médico raspa a parede do útero com uma cureta em forma de colher. Este processo demora cerca de quinze a vinte minutos.

Cuidados após a curetagem:

Repouso durante 48 horas.

Para manter o processo de saúde, não o faça durante cerca de duas semanas.

Consulte o seu médico se notar hemorragia ou dor persistente.

As cólicas duram normalmente até um dia, por isso não se aproxime até as dores e a hemorragia continuarem.

É preferível não ter relações sexuais durante duas semanas e não usar tampões durante 6 semanas após a operação.

Recomenda-se evitar a gravidez durante um período de um mês.

Beber muitos líquidos e um pouco mais.

Comer alimentos saudáveis e nutritivos.
Não fazer exercício durante 2 semanas.
Não levantar objectos pesados.

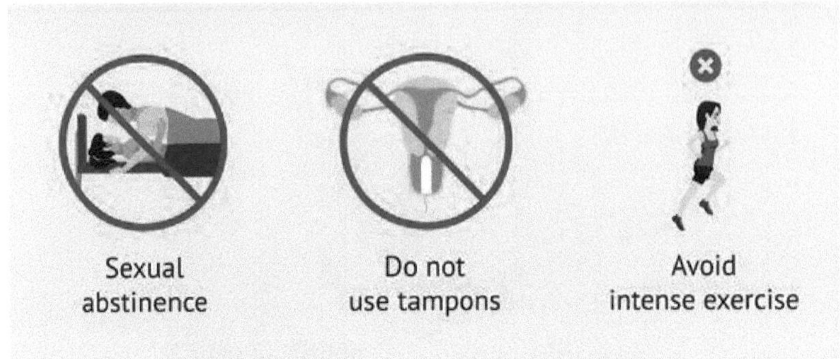

Figura 33. Cuidados após a curetagem uterina

Complicações da curetagem:

Complicações da curetagem diagnóstica:

Dores de cãibras: Na maioria dos casos, duram até um dia.

Infeção uterina: Se a operação for realizada num hospital com boas condições de higiene, as probabilidades de infeção são muito reduzidas.

Rutura da parede uterina e lesões nos intestinos: Se não for diagnosticado no momento certo, pode causar infertilidade, infertilidade, infeção, etc.

Síndrome de Asherman: Causa infertilidade se as paredes do útero se colarem.

A lei do aborto no Irão está dividida em dois grupos, que permitem o aborto mediante diagnóstico e ordem de um médico:

Se forem observadas anomalias fetais.

Uma mulher ou uma mãe sofre de uma doença perigosa que constitui um grave problema de saúde.

Para intentar uma ação judicial, é necessário diagnosticar anomalias e defeitos fetais através de ultra-sons e de testes genéticos efectuados num centro de renome. Além disso, três médicos especialistas determinarão se a gravidez está a causar a morte ou problemas graves à mãe. Para que o aborto seja autorizado, a mulher deve estar grávida de menos de 19 semanas. Após a emissão da autorização, o médico determinará se o aborto será efectuado com comprimidos, ampolas ou outros métodos.

Doenças permitidas do aborto:

Doença cardíaca materna: insuficiência cardíaca, problema cardíaco agudo limite 3 ou 4 exceto coronário, história de cardiomiopatia dilatada numa gravidez anterior, síndrome de Marfan, Eisen Menger.

Trato gastrointestinal: Fígado gordo na gravidez, varizes esofágicas de grau 3, antecedentes de hemorragia por varizes esofágicas, hepatite autoimune incontrolável.
Nefrologia: Insuficiência renal, problema de tensão arterial incontrolável.
doenças pulmonares: enfisema, cifoescoliose, fibrose.

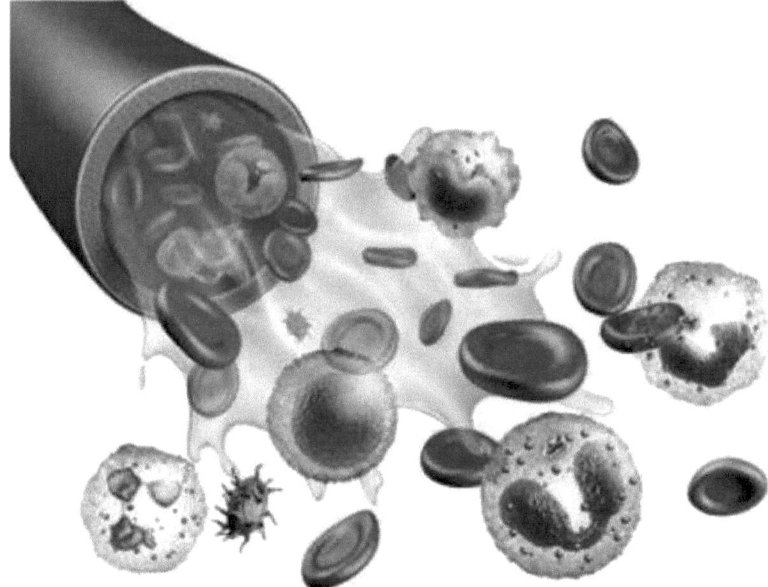

Figura 34. Hematologia

Infecciosa: infeção por VIH na fase de SIDA.

Reumatologia: Incapacidade de controlar o lúpus ativo com envolvimento importante, vasculite quando estão envolvidos órgãos importantes.
Neurocirurgia: Considerando o tipo e a localização do SNC, se houver risco de morte para o feto ou para a mãe.
Problemas de pele: Psoríase forte, Dimficus vulgaris, Melanoma generalizado.
Neurologia: Se a epilepsia for resistente a vários tipos de medicamentos, a esclerose múltipla, a miastenia gravis avançada em caso de risco de morte e a doença do neurónio motor ELA.

Indicações para o aborto

Ortopedia e cirurgia: osteogénese imperfeita congénita, displasia óssea, osteopetrose infantil (maligna).
Urologia e nefrologia: agenesia renal bilateral, policística (tipo recessivo), displasia renal multicística, síndrome de Potter, problemas e perturbações cromossómicas, hidronefrose aguda de ambos os rins.

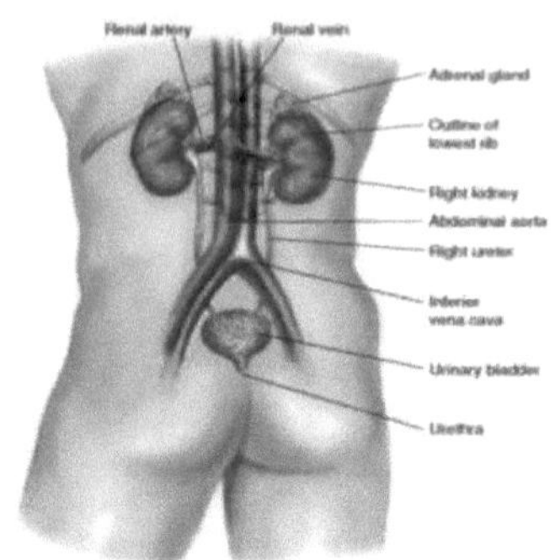

Figura 35. Urologia e nefrologia

Hematologia: Alfa-talassemia, hidropisia, perturbações trombóticas.

Doenças neonatais: trissomia (13-18 - 3 - 8-16), exanencefalia, ictiose gravis congénita, ciclopia se com baholoprose nasofaríngea, esquizofrenia, craniossicose, líquido cefalorraquidiano neonatal, morte cortical, tan Cats, holofrases nasofaríngeas, hidropisia, anencefalia.

Passos para obter uma autorização de aborto

J As licenças e autorizações de aborto são emitidas pela Direção-Geral de Medicina Legal.

J A carta de encaminhamento do médico deve especificar o bilhete de identidade e a fotografia do doente, o método de diagnóstico, a doença e o carimbo do médico.

-O bilhete de identidade e os documentos de autenticação também devem ser acrescentados.

J Duas ecografias para a indicação do feto e para a indicação da mãe, uma ecografia para determinar a idade gestacional e juntá-la ao relatório do médico.

J Com os documentos acima referidos e a indicação de um médico, devem ser adicionadas pelo menos duas consultas especializadas para confirmar e diagnosticar a doença.

J Em casos especiais, três consultas especializadas permitem diagnosticar e confirmar as anomalias e os riscos da gravidez.

Gravidez ectópica

Uma gravidez ectópica forma-se quando um óvulo fertilizado se implanta e cresce algures fora do útero. Não há forma de deslocar um óvulo fertilizado para o útero. Por conseguinte, a interrupção da gravidez é a única forma possível de resolver o problema da gravidez ectópica. Uma pequena percentagem de mulheres tem uma gravidez ectópica. Embora alguns factores possam aumentar o risco de gravidez ectópica, este problema pode ocorrer em qualquer pessoa e pode ser muito perigoso para a mãe. Os seus sintomas têm de ser diagnosticados e tratados rapidamente.

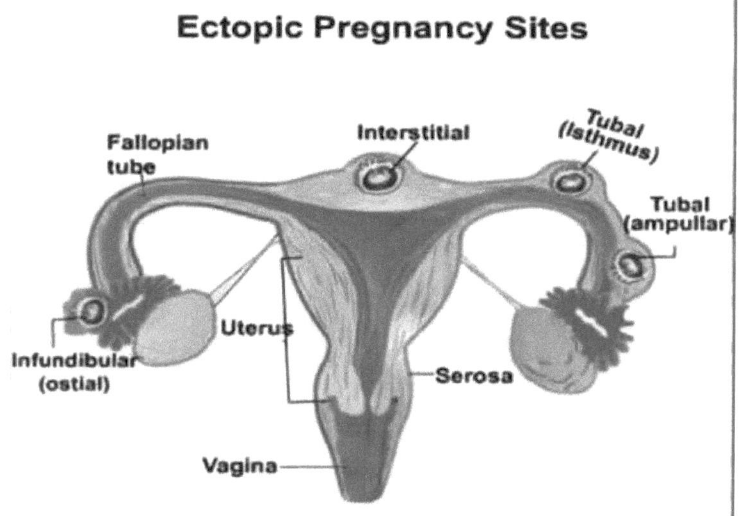

Figura 36. Gravidez ectópica

O óvulo fertilizado viaja até ao útero através das trompas de Falópio após a fertilização. Se as trompas de Falópio estiverem danificadas ou bloqueadas e não conseguirem transportar o óvulo para o útero, é provável que o óvulo se implante na trompa de Falópio e continue a desenvolver-se aí. As gravidezes ectópicas formam-se principalmente nas trompas de Falópio, mas em casos raros, os óvulos podem implantar-se e crescer nos ovários, no colo do útero ou mesmo no local de uma cesariana. Em alguns casos, um feto pode fixar-se naturalmente à parede do útero, mas outro feto pode começar a desenvolver-se na trompa de Falópio ou noutro local. Esta complicação da gravidez chama-se heterotopia, que é um fenómeno muito raro. Se uma gravidez ectópica não for diagnosticada e tratada, o feto pode continuar a crescer até que a trompa de Falópio se rompa, causando dor intensa e hemorragia no abdómen. Isto pode causar danos permanentes na trompa de Falópio ou a sua destruição completa. Se a hemorragia interna for grave e não sarar rapidamente, a mãe pode morrer. Por este motivo, o diagnóstico precoce, o tratamento e os cuidados subsequentes são muito importantes nesta complicação.

Factores que aumentam a gravidez ectópica:

A gravidez ectópica pode ocorrer em qualquer mulher, mesmo que não tenha factores de risco conhecidos para esta complicação. No entanto, algumas mulheres estão mais expostas a este risco.

Alguns dos factores que aumentam o risco de gravidez ectópica são

Cirurgias tubárias: As cirurgias tubárias são uma das possíveis causas da gravidez ectópica.

História anterior de gravidez ectópica: Depois de sofrer uma gravidez ectópica, a probabilidade de recorrência na gravidez seguinte é de 10%. Se tiver um historial de duas ou mais gravidezes ectópicas, a probabilidade de recorrência é de pelo menos uma em quatro.

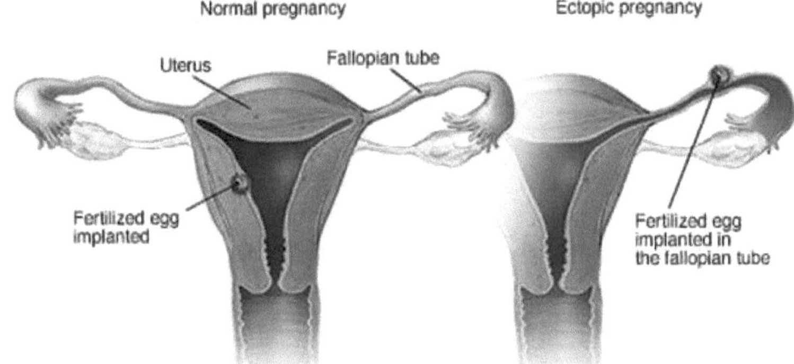

Figura 37. Ectópica

Infeção dos órgãos genitais superiores: Esta condição é designada por doença inflamatória pélvica (DIP) e é frequentemente causada por doenças sexualmente transmissíveis não tratadas, como a gonorreia ou a clamídia. Dado que, em alguns casos, a doença não apresenta sintomas, qualquer doença sexualmente transmissível pode aumentar o risco de gravidez ectópica.

Problemas de fertilidade: Nalguns casos, a infertilidade deve-se a lesões nas trompas de Falópio. Se a mãe engravidar durante o tratamento para este tipo de infertilidade, as probabilidades de uma gravidez ectópica são mais elevadas do que o normal.

Endometriose: Esta doença pode causar úlceras que afectam as trompas de Falópio e aumentam o risco de gravidez ectópica.

Gravidez após os 35 anos: O aumento da idade aumenta o risco de gravidez ectópica. Isto pode dever-se a alterações no funcionamento das trompas à medida que a mulher envelhece.

Fumar: Fumar pode aumentar o risco de gravidez ectópica. Pensa-se que o tabaco perturba o funcionamento normal das trompas de Falópio.

Sintomas de uma gravidez ectópica: Estes sintomas aparecem normalmente no

início da gravidez e podem variar de mulher para mulher. No entanto, algumas mulheres não apresentam sintomas e a gravidez ectópica só é detectada após a rutura da trompa de Falópio. A mulher pode apresentar sintomas semelhantes aos de uma gravidez normal, atraso na menstruação ou sintomas como sensibilidade e dor mamária, fadiga e náuseas. Também pode ter sintomas como dureza e dor no abdómen ou hemorragia vaginal, que pode ser esporádica e ligeira. Para evitar a rutura das trompas de Falópio, que é uma das situações de emergência para a mulher e pode pôr em risco a saúde. O diagnóstico e o tratamento devem ser efectuados logo no início dos sintomas.
Se algum dos seguintes sintomas estiver presente, é necessária uma ação imediata:
Dor ou sensibilidade no abdómen ou na pélvis: Esta dor pode ser súbita, persistente e grave ou, em alguns casos, bastante ligeira e intermitente. Normalmente, esta dor agrava-se durante o exercício, os movimentos intestinais ou a tosse. Pode sentir esta dor apenas de um lado, mas a dor pode estar em qualquer parte do abdómen ou da pélvis. Em alguns casos, a dor é grave ou ligeira e pode ser acompanhada de náuseas e vómitos.

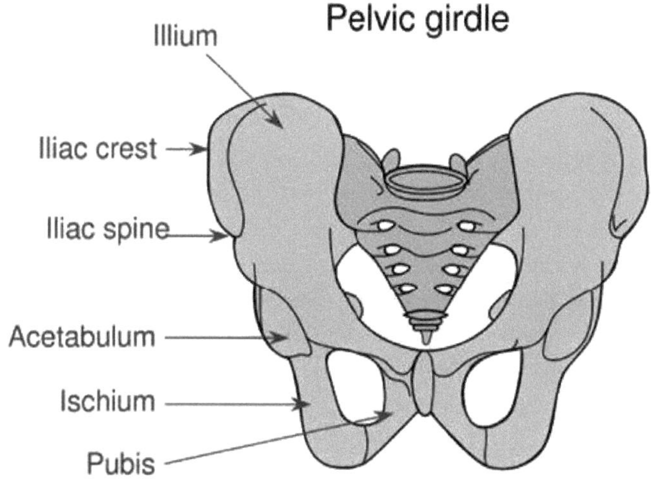

Figura 38. Ilustração da cintura pélvica

Manchas ou hemorragia vaginal: Se o teste de gravidez for positivo, mas houver sangramento vaginal ou spotting. Esta condição pode ser semelhante ao início de uma menstruação ligeira. O sangue pode ser vermelho ou castanho, como a cor do sangue seco, e pode ser persistente, intermitente, grave ou ligeiro.
Dor no ombro: A dor e a hemorragia podem ter muitas causas, mas a dor no ombro, especialmente quando se está deitada, é um dos sinais mais graves de uma rutura da trompa de Falópio numa gravidez ectópica que requer atenção

médica imediata. A causa da dor é uma hemorragia interna que estimula os nervos que vão para os ombros.

Pulso fraco, palpitações ou desmaios: Se a trompa de Falópio se romper, pode sentir sintomas como choque, pulso fraco, palpitações, pele pálida, tonturas ou desmaios.

Diagnóstico da gravidez ectópica: O diagnóstico da gravidez ectópica não é assim tão fácil. Se a paciente apresentar sinais precoces de uma gravidez ectópica, o médico irá diagnosticar uma gravidez ectópica através de um exame, de uma análise ao sangue e de uma ecografia. Estes casos de diagnóstico são os seguintes:

Exames médicos: O médico pode verificar a possibilidade de uma gravidez ectópica durante o exame, examinando alguns sinais vitais. Estes sintomas incluem exames vaginais e abdominais. Se houver dor na zona pélvica ao examinar a vagina e o colo do útero, as probabilidades de uma gravidez ectópica são elevadas. O seu médico também irá verificar se há sangramento ou corrimento vaginal. O médico procurará também alterações no tamanho do útero ou dos ovários e a presença de qualquer massa abdominal. Se houver dor durante o exame abdominal, o risco de gravidez ectópica é elevado. Se o seu médico considerar que a probabilidade de uma gravidez ectópica é elevada durante estes exames, certificar-se-á através de uma ecografia e de uma análise ao sangue.

Análises ao sangue e à urina: O seu médico pode pedir uma análise ao sangue ou à urina para verificar os seus níveis de HCG. Se o nível desta hormona for suficientemente elevado para ser um motivo de gravidez, mas ao mesmo tempo for inferior ao normal nesta fase da gravidez, existe a possibilidade de uma gravidez ectópica. No entanto, se não tiver outros sintomas de uma gravidez ectópica e o seu médico não conseguir diagnosticá-la definitivamente, será pedida uma análise ao sangue nas 48 horas seguintes. Se os níveis de HCG não forem tão elevados como o esperado, pode ser sinal de uma gravidez ectópica ou de um aborto espontâneo.

Ultrassom: Se a pessoa estiver na sexta semana de gravidez e a análise de sangue indicar gravidez e também na ecografia normal não se observar o feto ou o saco de gravidez no útero, isso pode significar gravidez ectópica. Neste caso, o médico examina cuidadosamente o útero e as trompas de Falópio através de uma ecografia vaginal. O médico pode não conseguir diagnosticar uma gravidez ectópica devido ao pequeno tamanho do óvulo fertilizado ou a outros problemas, mas a presença de sintomas como hemorragia ou um nódulo nas trompas de Falópio e nos ovários aumenta a probabilidade de uma gravidez ectópica.

Tratamento: O tratamento desta complicação está associado a um diagnóstico exato do tamanho do feto e à disponibilidade de instalações médicas.

Tratamentos para a gravidez ectópica

Medicação: Se o médico não tiver dúvidas sobre a existência de uma gravidez ectópica e se o feto for relativamente pequeno, o médico pode recorrer a medicação. Neste método, é prescrito à pessoa um medicamento chamado metotrexato. O fármaco, que é injetado através de um músculo e chega ao feto através da corrente sanguínea, interrompe o crescimento das células da placenta e, assim, termina a gravidez, sendo que, com o tempo, as células embrionárias são absorvidas pelo organismo. Com o início do medicamento, podem ocorrer algumas dores abdominais ou cãibras musculares e, eventualmente, náuseas, diarreia e vómitos. O álcool, os medicamentos anti-inflamatórios não esteróides, como o ibuprofeno, a aspirina e o naproxeno, e quaisquer multivitaminas ou suplementos de ácido fólico devem ser evitados durante este período, bem como o sexo, a atividade extenuante e a exposição solar. Em seguida, devem ser efectuadas várias análises ao sangue para verificar os níveis de HCG e garantir que a gravidez ectópica é excluída. Estas análises duram normalmente várias semanas até que os níveis hormonais atinjam o zero. É necessário atuar imediatamente se sentir algum sintoma durante o tratamento, como dor abdominal intensa, dor nos ombros, hemorragia intensa ou sintomas de choque, como pulso fraco, palpitações, pele pálida, tonturas ou desmaios.

Cirurgia laparoscópica: Se a pessoa estiver numa fase da gravidez em que o tratamento medicamentoso já não é eficaz ou se houver dores internas e hemorragias graves ou se a pessoa tiver uma doença que não possa ser tratada com medicamentos, é necessária uma intervenção cirúrgica. Se a pessoa estiver estável e o feto for suficientemente pequeno, pode ser removido por laparoscopia.

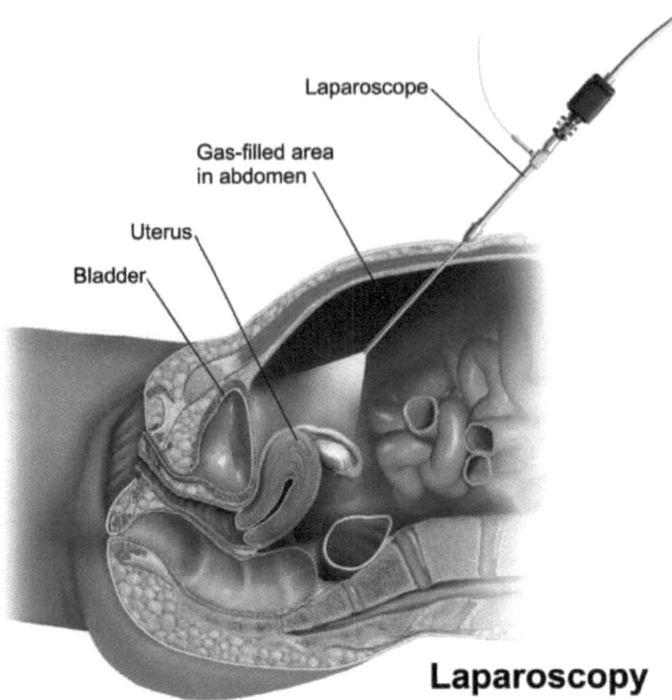

Figura 39. Laparoscopia

O obstetra pode examinar as trompas de Falópio utilizando uma pequena câmara inserida através de uma incisão estreita no abdómen e, se necessário, remover o feto ou o tecido remanescente. Neste método, é possível preservar as trompas de Falópio. No entanto, se as trompas de Falópio forem graves ou se a pessoa estiver a sangrar abundantemente, pode ser necessária a remoção da trompa de Falópio. A cirurgia laparoscópica requer anestesia geral, equipamento especial e um cirurgião experiente, e a recuperação completa demora cerca de uma semana. Este método, tal como a terapia medicamentosa, requer várias análises ao sangue no pós-operatório para verificar o nível de HCG e garantir a eliminação completa da gravidez ectópica. Estas análises continuarão durante algumas semanas até que o nível da hormona desça para zero.

D3) Cirurgia abdominal: Em alguns casos, a tecnologia laparoscópica não pode ser utilizada se houver uma ferida grande ou uma hemorragia grave no abdómen, bem como se o feto for demasiado grande. Neste caso, é necessária uma cirurgia abdominal. É-lhe administrada uma injeção de anestesia e o obstetra retira o feto depois de abrir o abdómen. Neste procedimento, tal como na cirurgia laparoscópica, é possível preservar ou remover a trompa de Falópio, consoante o estado da doença. São necessárias seis semanas de repouso após a operação. Pode haver inchaço, dor abdominal ou desconforto durante a cicatrização da ferida.

Referências

Borzou SR, Oshvandi K, Cheraghi F, Moayed MS. Estudo comparativo do sistema de ensino de doutoramento em enfermagem e do currículo no Irão e na escola de enfermagem John Hopkins. Educ Strategy Med Sci. 2016;9(3):194-205.

Kermansaravi F, et al., Opinião dos estudantes de enfermagem sobre a qualidade do ensino de enfermagem: um estudo qualitativo. Glob J Health Sci. 2015 Jan 13;7(2):351-9.

Sadooghiasl A, et al., A Comparative Study of the Geriatric Nursing Curriculum in Iran and USA (Estudo comparativo do currículo de enfermagem geriátrica no Irão e nos EUA). Revista Iraniana de Investigação em Enfermagem. 2017;12(3):51-7.

Wyman JF, Henly SJ. PhD programs in nursing in the United States: visibility of American Association of Colleges of Nursing core curricular elements and emerging areas of science. Nursing outlook. 2015;63(4):390-7. Nurs Outlook. 2015, Jul-Ago;63(4):390-7.

Klijs B, et al., Contribution of chronic disease to the burden of disability (Contribuição das doenças crónicas para o peso da deficiência). PLoS One. 2011;6(9): e25325.

Sadat-Aghahosseini S, et al., A comparative study on curriculum of geriatric nursing master's degree in Iran and Ireland (Estudo comparativo do currículo do mestrado em enfermagem geriátrica no Irão e na Irlanda). Nursing Practice Today. 2016;3(1):19-25.

Gray-Miceli D, et al. Melhorar a qualidade dos cuidados de enfermagem geriátrica: Enduring outcomes from the geriatric nursing education consortium (Resultados duradouros do consórcio de educação em enfermagem geriátrica). J Prof Nurs. 2014 Nov-Dez;30(6):447-55.

Jalali R, Rigi F, Parizad N, Amirian Z, Borzou SR. Comparação do ensino de graduação em enfermagem no Irã e na Universidade George Washington. Educ Res Med Sci. 2016;5(2):64-73.

Adick C. Bereday e Hilker: origens do modelo das "quatro etapas da comparação". Educação Comparada. 2018;54(1):35-48.

Bray M. Methodology and focus in comparative education. Boston, EUA: CERC, HKU & Kluwer Academic Pub: 2005:239-52.

Phillips D, Schweisfurth M. Comparative and international education: An introduction to theory, method, and practice. 2.ª ed. Londres: Bloomsbury; 2014.

Ministério da Saúde e da Educação Médica. Conselho Superior de Planeamento das Ciências Médicas. O programa de formação do mestrado em enfermagem geriátrica Teerão, Irão. Teerão: Ministério da Saúde e da Educação Médica;

2010.
Brom HM, Salsberry PJ, Graham MC. Leveraging healthcare reform to accelerate nurse practitioner full practice authority. J Am Assoc Nurse Pract. 2018 Mar;30(3):120-30.
Fuchs, J., et al. 2013. "Indicadores para um envelhecimento saudável - um debate". Revista Internacional de Investigação Ambiental e Saúde Pública 10: 6630-6644.
Golant, S. M. 2008. "Commentary: Irrational Exuberance for the Aging in Place of Vulnerable Low-Income Older Homeowners." Journal of Aging and Social Policy 20: 379-397.
Sadana, R., et al., "Healthy Ageing: Raising Awareness of Inequalities, Determinants, and What Could Be Done to Improve Health Equity" [Sensibilização para as desigualdades, determinantes e o que pode ser feito para melhorar a equidade na saúde]. Gerontologist, 2016, 56: S178 - S193.
Callahan, D. 2008. "The Economic Woes of Medicare". New York Times, 13 de novembro.
Halter JB. Hazzard's geriatric medicine and gerontology. Ouslander JG, Studenski S, High KP, Asthana S, Supiano MA, Ritchie CS, editores. Nova Iorque, NY, NY: McGraw-Hill Education; 2017.
Beauchamp TL, Childress JF. Principles of biomedical ethics. 7ª ed. Oxford: Oxford University Press; 2012.
Mauk KL. Enfermagem gerontológica: Competências para o cuidado. Jones & Bartlett Publishers; 2010.
Nurunnabi, Abu Sadat Mohammad, et al., "Elderly Care Ethics: Um olhar sobre o principialismo". Bangladesh Journal of Bioethics 7, no. 1 (2016): 1-7
Meyers C. A practical guide to clinical ethics consulting: expertise, ethos and power (Guia prático de consultoria em ética clínica: competência, ética e poder). Maryland: Rowman & Littlefield: 2007.
Brock DW. Justice, health care, and the elderly (Justiça, cuidados de saúde e idosos). Filosofia e Assuntos Públicos 1989; 18 (3): 297-312.
Jonsen AR, Siegler M, Winslade WJ. Clinical ethics: a practical approach to ethical decisions in clinical medicine (Ética clínica: uma abordagem prática das decisões éticas em medicina clínica). 7a ed. New York: McGraw-Hill; 2010.
Bangladesh Bureau of Statistics, Ministério do Planeamento, Governo da República Popular do Bangladesh; 2009.

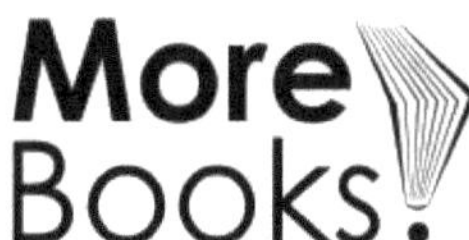

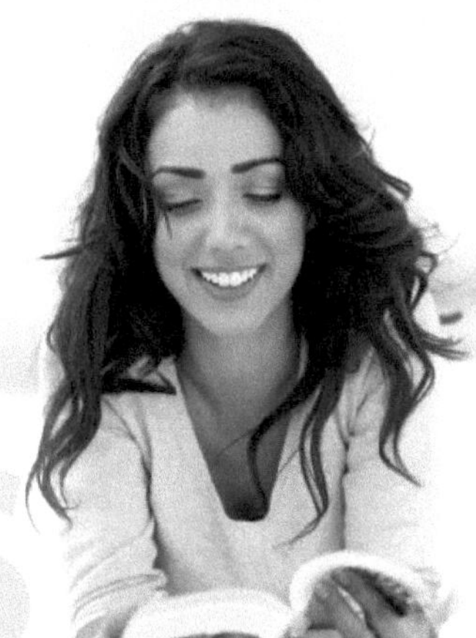

I want morebooks!

Buy your books fast and straightforward online - at one of world's fastest growing online book stores! Environmentally sound due to Print-on-Demand technologies.

Buy your books online at
www.morebooks.shop

Compre os seus livros mais rápido e diretamente na internet, em uma das livrarias on-line com o maior crescimento no mundo! Produção que protege o meio ambiente através das tecnologias de impressão sob demanda.

Compre os seus livros on-line em
www.morebooks.shop

info@omniscriptum.com
www.omniscriptum.com

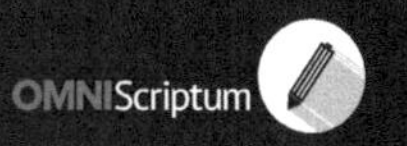

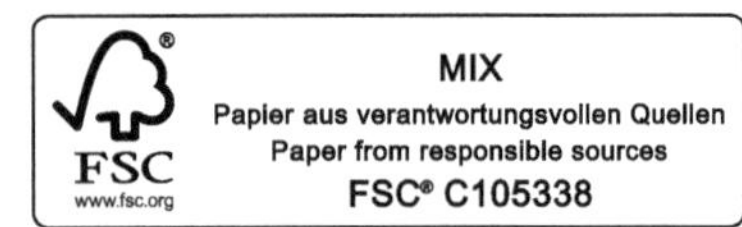

Printed by Books on Demand GmbH, Norderstedt / Germany